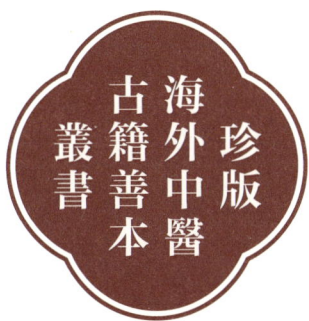

珍版海外中醫古籍善本叢書

明·鄭二陽 輯

鄭金生 校點

仁壽堂藥鏡

（校點本）

人民衛生出版社
·北京·

醫典重光

圖書在版編目（CIP）數據

仁壽堂藥鏡：校點本 /（明）鄭二陽輯；鄭金生校點. —北京：人民衛生出版社，2024.5

（醫典重光：珍版海外中醫古籍善本叢書）

ISBN 978-7-117-36355-6

Ⅰ. ①仁… Ⅱ. ①鄭… ②鄭… Ⅲ. ①中國醫藥學—中國—明代 Ⅳ. ①R2

中國國家版本館 CIP 數據核字（2024）第 101762 號

醫典重光——珍版海外中醫古籍善本數字化資源庫

網　　址：https://ydcg.ipmph.com

客服電話：400-111-8166

聯係郵箱：ydcg@pmph.com

醫典重光——珍版海外中醫古籍善本叢書

仁壽堂藥鏡（校點本）

Yidian Chongguang——Zhenban Haiwai Zhongyi Guji Shanben Congshu

Renshoutang Yaojing（Jiaodianben）

輯　　　：明·鄭二陽
校　　點：鄭金生
出版發行：人民衛生出版社（中繼綫 010-59780011）
地　　址：北京市朝陽區潘家園南里 19 號
郵　　編：100021
E - mail：pmph @ pmph.com
購書熱綫：010-59787592　010-59787584　010-65264830
印　　刷：北京雅昌藝術印刷有限公司
經　　銷：新華書店
開　　本：889×1194　1/16　印張：13　插頁：1
字　　數：206 千字
版　　次：2024 年 5 月第 1 版
印　　次：2024 年 6 月第 1 次印刷
標準書號：ISBN 978-7-117-36355-6
定　　價：139.00 元
打擊盜版舉報電話：010-59787491　E-mail：WQ @ pmph.com
質量問題聯係電話：010-59787234　E-mail：zhiliang @ pmph.com
數字融合服務電話：4001118166　E-mail：zengzhi @ pmph.com

珍版海外中醫古籍善本叢書

叢書顧問

王永炎

真柳誠 [日]

文樹德 (Paul Ulrich Unschuld)[德]

叢書總主編

鄭金生

張志斌

校點凡例

一、《仁壽堂藥鏡》三卷，明·鄭二陽輯，其成書當在明末。本次校點的底本乃據明·仁壽堂刊本，日本國立公文書館内閣文庫藏本。

二、本書採用横排、繁體，現代標點。繁體字以 2021 年版《古籍印刷通用字規範字形表》爲準（該字表中如無此字，則按原書）。原書豎排時顯示文字位置的"右""左"等字樣一律保持原字，不做改動。原底本中的雙行小字，今統一改爲單行小字。原底本中的藥物正名，今統一爲黑體字。

三、若底本目録與正文有出入時，在分析原書結構之後，一般依據正文實際内容，予以調整或補訂，并出校記予以説明。

四、校點本對原書内容不删節、不改編，盡力保持原書面貌。因此原書可能存在的某些封建迷信内容，以及某些不合時宜的藥物（如瀕臨滅絶的動植物等），不便删除，請讀者注意甄别，切勿盲目襲用。每卷後書名卷次重複（如"某某書卷第 × 終"之類）等一些與内容無關的文字，則徑删不出注。

五、本書爲孤本僅存，没有校本，只能採用本書所引之原始文獻（如《證類本草》《湯液本草》《本草綱目》等）之相關内容進行校勘。若底本引文雖有化裁，但文理通順，意義無實質性改變者，不改不注。惟引文改變原意或文義不通時，方據情酌改，或仍存其舊，均加校記。

六、凡底本的異體字、俗寫字，或筆畫有差錯殘缺，或明顯筆誤，均徑改作正體字，一般不出注，或于首見處出注。某些古籍中常見的極易混淆的形似字（如"已、己、巳""太、大""栝、括"等），一概徑改不注。而在某些人名、書名、方藥名中，間有采用異體字者，則需酌情核定。或存或改，均在該字首次出現時予以注明。

七、原書的古今字、通假字，一般不加改動，以存原貌。避諱字一般不改。

八、凡屬難字、冷僻字、異讀字，以及少量疑難術語，酌情加以注釋。原稿漫漶不清、脱漏之文字，若能通過考證得以解決，則補加注。若難以考出，用方框"□"表示，首次出注，後同不另加注。若能揣測爲某字，然依據不足，則在該字外加方框。

九、不規範的藥名，凡屬誤名者徑改爲規範正名，不另出注。藥名中不屬現代簡化字，古代卽屬于異寫、俗寫者，原則上均依底本，必要時在該名首次出現時加注説明。醫學術語用字不規範的處理原則亦同。

十、爲版面清晰，閲讀方便，采用藥物之間空行排列。

仁壽堂藥鏡引

嘗譬之：醫家之有本草，猶兵家之武藝花名冊也。某兵長於某技，劃焉較著。而十四經絡圖則地里志也，此疆彼界，道里未始不相通，而分限則毫不相假。是以醫之用某藥療某病，即其遣某兵至某處公幹。法須某甲，果精於此技，而又某處緣熟，乃可一往奏效耳。向使不問某兵果長何藝，憑胸雜遣，今且責弓箭于長槍手，能乎？至若病本在此經絡，而投藥則爲彼經絡，不幾以此州分而代彼縣分受過耶？雖令櫳下如雨，其如杳不相應何？予不慧，弗嫻於醫學，每見世之業醫者，往往昧此，心竊病之。年來避喧於密園之不可及處，因取諸名家本草精義，手匯成帙，合之計得三百一十八味，概皆上手必用之品，題曰《藥鏡》。其《十四經發揮》《人鏡經》諸書，續有別纂。倘獲就緒，公之醫林，庶免昧遣之咎，亦仁壽之一助云。

中州潛庵居士鄭二陽書

目錄

---

1 楝：原作“練”。通“楝”，雖爲通假字，此乃藥名，使用通用藥名。后同不注。

1　五：原作“四”。按正文多出“大豆黃卷”一味，因改。
2　大豆黃卷：原脫。據正文補。

---

1 穿：原作"川"。據正文改。

1　上：此字及下文“草部上”的“上”字原無。據正文補。

2　四：原作“三”。據實際藥數改。此一百三十四味包括草部上與草部下兩個部分的
　　藥數。

---

1 卷之十下：及下文“草部下”原無。據正文補。

---

1 蔻：原脱。據正文補。

1　山豆根：原脫。據正文補。

卷之一

潜庵居士輯

金 石 部

丹砂

今出辰州、錦州。小者如箭鏃，大者如芙蓉，光明可鑒。

味甘，微寒，無毒。

《局方》本草[1]云：丹砂味甘，微寒，無毒。養精神，安魂魄，益氣明目，通血脉，止煩渴。

《藥性論[2]》云：君。有大毒，鎮心，主[3]抽風。

《日華子[4]》云：涼，微毒。潤心肺。惡磁石，畏碱水。

潔古云：辰砂，心熱者非此不能除。經云[5]：丹砂法火，故色赤而主心。

東垣云：丹砂味甘寒，純陰。納浮溜之火而安神明也。

《衍義[6]》云：鎮養心神。但宜生使。

石鍾乳

《圖經[7]》云：生少室山谷，及泰山岩穴陰處。溜山液而長成六七寸。

蕭炳[8]云：如蟬翅者上，爪甲者次，鵝管者下。中無雁齒、光明色白者佳。

每乳八兩，甘草、紫背天葵各二兩，以水煮一伏時，漉出，緩火焙之，研末，水飛過用。

丹溪云：石鍾乳爲慓悍之劑。《經》云"石藥之氣悍[9]"。仁哉，言也。天生

---

1 局方本草：指《太平惠民和劑局方》中的本草論述。此下所引文字見《太平惠民和劑局方》卷五"靈砂"條，略有改動。

2 藥性論：藥書。見《嘉祐本草•補注所引書傳》，云該書不著撰人名氏。原書佚，佚文均見引於《嘉祐本草》。此處當轉引自《證類本草》。

3 主：原脱。據《證類本草》卷三"丹砂"條引《藥性論》補。否則意義相反。

4 日華子：藥書名。原稱《日華子諸家本草》。宋初開寶（968-975）中四明人撰。不著姓氏，但云日華子大明序，二十卷。此處當轉引自《證類本草》。

5 經云：此後引文，非《神農本草經》所云，乃"《蜀本》注云"，故此"經"字不加書名號。同不注。

6 衍義：藥書名。全名《本草衍義》。宋•寇宗奭撰於政和六年（1116），二十卷。

7 圖經：藥書名。原作《本草圖經》（或《圖經本草》）。宋•蘇頌撰於嘉祐六年（1061），二十卷。

8 蕭炳：唐代本草學家。蘭陵（今山東蒼縣）人，撰《四聲本草》。

9 石藥之气悍：引自《素问•腹中論篇》。

斯民，養之以穀。及其有病，治之以藥。穀則氣之和，常食而不厭。藥則氣之偏，可用於暫而不可久。石藥則又偏之甚者也。自唐時太平日久，膏粱之家，惑於方士服食致長生之説，以藥石體重氣厚，可以延年，習以成俗。迨宋迄今，猶未已也。斯民何辜，受此氣悍之禍，而莫之能救。哀哉！本草贊其久服有延年之功，而柳子厚又從而述其美，予不得不深言之。

滑石

《本草》云[1]：出赭陽山谷，及泰山之陰。石韋爲使，惡曾青。白如凝脂者佳。氣寒，味甘、大寒，無毒。

入足太陽經。

凡使有多般，勿誤使。有黃滑石、綠滑石、烏滑石、冷滑石，皆不入藥。又青黑色者勿用，殺人。惟白滑石似方解石、色白，于石上畫[2]，有白膩文者佳。

味甘，寒，無毒。主身熱洩澼，女子乳難，癃閉。利小便，蕩胃中積聚寒熱，通九竅六府津液，去溜結，止渴，令人利中。蓋濕熱解，則胃氣和而津液自生，竅通則諸癰自洩也。

潔古云：氣寒，味甘。治前陰竅澀不利。性沉重，能泄氣上令下行，故曰滑則利竅，不可[3]與滲淡諸藥同用[4]。

色白者佳。水飛細用。

海藏云：滑石爲至燥之劑。

滑以利諸竅，通壅滯，下垢膩。甘以和胃氣，寒以散積熱。甘寒滑利，合以成用，是爲祛暑散熱、利水除濕、消積滯、利下竅之要藥。然若病人因陰精不足、内熱，以致小水短少赤澀及煩渴身熱，由于陰虛火熾水涸者，皆禁用。脾腎俱虛者，雖作泄勿服。

丹溪云：滑石屬金，而有土與水。無甘草以和之勿用，能燥濕，分水道，實大腸，化食毒，行積滯，逐凝血，解煩渴。補脾胃、降心[5]火之要藥也。

---

1 本草云：本書之“本草云”大致引自《證類本草》或《湯液本草》。
2 畫：原誤作“盡”。據《證類本草》卷三“滑石”條引《圖經》改。
3 可：原誤作“比”。據《湯液本草》卷六“滑石”條改。
4 用：原脱。據《湯液本草》卷六“滑石”條補。
5 心：《本草衍義補遺》“白滑石”條原作“妄”。

時珍曰：滑石利竅，不獨小便也。上能利毛腠之竅，下能利精溺之竅。

按　滑石通闌門而利陰陽，爲治暑要藥，故益元散用之。利益雖宏，終是走滲之劑。以去病爲補，非補以去病也。

《聖惠方》治婦人轉脬，因過忍小便而致，滑石末，葱湯服二錢。

禹錫云：主療五淋，難產，以滑石爲末，酒調下。臨產服之，能滑胎。亦用酒下。

石膏

氣寒，味甘、辛，微寒。一云：大寒，無毒。

入手太陰經、少陽經，足陽明經。

《本草》云：主中風寒熱，心下逆氣，驚喘，口乾舌焦、不能息。腹中堅痛，除邪鬼，產乳金瘡，除時氣頭痛身熱，三焦大熱，皮膚熱，腸胃中膈氣，解肌發汗，止消渴煩逆，腹脹，暴氣喘息，咽熱。

潔古云：治足陽明經中熱，發熱，惡熱，燥熱[1]。日晡潮熱，自汗，小便赤濁，大渴引飲[2]，肌肉壯熱，苦頭痛之藥，白虎湯是也。善治本經頭痛。若無以上證，勿服。多有脾胃虛勞，形體病證初得之時，與此有餘之證同者。若醫者不識而誤用之，則不可勝救矣。

《主治秘訣[3]》云：性寒，味淡，氣味俱薄。體重而沉降，陰中之陽也。乃陽明經大寒之藥，能傷胃氣，令人不食。非腹有極熱者，不可輕用。能止陽明經頭痛，胃弱者不可服。治下牙疼者，須用白芷爲使發引。

東垣云：石膏辛、甘，除三焦熱，傷寒頭痛。甘寒，胃經大寒藥，潤肺除熱，解肌發汗。

海藏云：石膏發汗，辛寒入手太陰經。東垣曰：石膏足陽明藥也。又治三焦大熱，手少陽也。仲景治傷寒陽明經證，身熱，目痛，鼻乾，不得臥。身以前，胃之經也；胸者，胃肺之室也，邪熱在陽明，肺受火制，故用辛寒以清肺，所以號爲白虎湯也。《唐本》注云：療風去熱，解肌。《衍義》云：仲景白虎湯

1　熱：原脫。據《湯液本草》引“《象》云”補。

2　引飲：此下原有“食體”，核之《湯液本草》引“《象》云”，當衍，故刪。

3　主治秘訣：此乃金代張元素《醫學啓源》藥論之標題名。此名亦可見《湯液本草》《本草發揮》等書轉引。

中，服之如神。新校正仲景《傷寒論》後，言四月已後，天氣熱時，用白虎湯者是也。然四方氣候不齊，及歲月氣運不一，方所既異，當用之時，亦宜兩審。其説甚雅。若傷寒熱病，大汗後，脉洪大，口舌燥，頭痛，大渴不已，或着暑熱，身疼倦怠，白虎湯服之，無有不效。石膏爲白虎湯之君主也。知母條下更有説。

丹溪云[1]：嘗觀藥之命名，固有不可曉者。中間亦多有意義，學者不可不察。如以色而名者，大黃、紅花、白前、青黛、烏梅之類是也；以氣而名者，木香、沉香、檀香、麝香之類是也；以形而名者，人參、狗青[2]、烏喙、貝母、金鈴子之類是也；以質而名者，厚朴、乾薑、茯苓、生熟地黃之類是也；以味而名者，甘草、苦參、龍膽、淡竹葉、苦酒之類是也；以能而名者，百合、當歸、升麻、防風、消石之類是也；以時而名者，半夏、茵陳、冬葵、寅雞、夏枯草之類是也。石膏火煅細研，醋調封丹爐，其固密甚于石脂。苟非有膏，焉能爲用？此兼質與能而得名，正于石脂同意。閻孝忠妄以方解石爲石膏，況石膏味甘辛，本陽明經藥，陽明主肌肉。其甘也，能緩脾益氣，止渴去火；其辛也，能解表出汗，上行至頭。又入手太陰、手少陽，彼方解石止有體重、質堅、性寒而已，求其所謂有膏而可爲三經之主者，安在哉？醫欲責效，不亦難乎？又云：軟石膏可研爲末，醋丸如綠豆大，以泄胃火、痰火、食積，殊驗。

按　石膏沉陰下降，有肅殺而無生長。宜適事爲故，毋恣意用之，致伐資生之本也。

硫黄

《本草》云：硫黃出廣南及榮州，色如鵝黃者佳。

氣溫、大熱，味酸，有毒。

《本草》云：主婦人陰蝕，疽痔惡血，堅筋骨，除頭禿，療心腹積聚邪氣，冷癖在脅，咳逆上氣，腳冷痛弱無力，及鼻衄，惡瘡，下部䘌瘡。止血，殺疥蟲。

《液[3]》云：如太白丹佐以硝石，來復丹用硝石之類。至陽佐以至陰，與仲景白通湯佐以人溺、豬膽汁大意相同，所以去格拒之寒，兼有伏陽，不得不爾。

1　丹溪云：此下大段文字中，"以形而名""以時而名"二句，不見於今本《本草衍義補遺》。
2　狗青：《吳普本草》云："狗脊，一名狗青。"
3　液：當指《湯液本草》，元·王好古撰。

如無伏陽，只是陰證，更不必以陰藥佐之也。硫黃亦號將軍，功能破邪歸正，返滯還清，挺出陽精，消陰，化魄生魂。

《衍義》云：今人用治下元虛冷，元氣將絕，久患寒泄，脾胃虛弱，欲垂命盡，服之無不效。中病當便已，不可盡劑。

雄黃

抱朴子云：雄黃，武都山所出，赤如雞冠，光明曄曄者，乃可用耳。

氣溫、寒，味甘、苦，有毒。

《本草》云：主寒熱鼠瘻，惡瘡疽痔死肌。療疥蟲蠹瘡，目痛，鼻中息肉，及絕筋破骨。百節中大風，積聚癖氣，中惡腹痛，鬼疰。

盆硝　即芒硝

今注[1]：出益州。朴硝取汁煉之，令減半，投於盆，經宿乃有細芒，瑩徹可愛。

氣寒，味鹹。

《本草》云：主五臟積聚，久熱胃閉，除邪氣，破留血，腹中痰火結搏[2]，通經脉及月水，破五淋，消腫毒，療天行熱病。

《藥性論》云：使。味鹹，有小毒。通月閉癥瘕，下瘰[3]癧、黃疸，主漆瘡，散惡血。

成聊攝[4]云：熱淫所勝，治以鹹寒。芒硝之鹹，以攻蘊熱。又云：芒硝一名硝石，以其鹹能軟[5]堅。

潔古云：芒硝性寒味鹹，氣薄味厚，沉而降，陰也。其用有三：去實熱，一；去腸中垢，二；堅積熱塊，三也。孕婦忌之。又云：鹹寒純陰。熱淫於內，治以鹹寒。

1　今注：據《證類本草》引《嘉祐補注總敘》：“出於《開寶》者，曰‘今注’。”《開寶》爲藥書名。宋•劉翰、馬志等于開寶六年（973）編校成《開寶新詳定本草》。次年劉翰、馬志等再次編修而成《開寶重定本草》，二書總稱《開寶本草》。二十卷，目錄一卷。

2　搏：原誤作“轉”。據《證類本草》卷三“芒消”條改。

3　瘰：原誤作“療”。據《證類本草》卷三“芒消”條改。

4　成聊攝：即金代醫家成无己。聊攝（今山東聊城）人，後世尊稱成聊攝。

5　軟：原作“奭”。同“軟”，據改。

丹溪云：治胞衣不下，以童便調芒硝一二錢，熱服之，立下。牛馬胞不下亦可用之。

海藏云：硝石味鹹而辛，辛微緩於鹹。硝石者，硝之總名也。但不經火者，謂之生硝、朴硝；經火者，謂之盆硝、芒硝。古人用辛，今人用鹹，辛能潤燥，鹹能軟堅。其意皆是老弱虛人不可下者。若欲用者，以玄明粉代之，尤佳。仲景只用芒硝，不用朴硝，惡其太峻也。

《本經》云：利小便而墮胎。傷寒妊娠不可下者，用此兼以大黃引之，直入大腸，潤燥軟堅瀉熱，子母俱安。《內經》云：有故無殞，亦無殞也。此之謂歟？以在下言之，則便溺俱陰；以前後言之，則前氣後血；以腎言之，則總主大小便難，溺澀秘結，俱爲水少。《經》言熱淫於內，治以鹹寒，佐以苦辛。故用芒硝、大黃相須爲使也。

丹溪云：硝屬陽金而有水與火、土，善消化驅逐，而《經》言無毒，化七十二種石，不毒而能之乎？以之治病，以致其用，病退則已。若玄明粉者，以其火煅而成，其性當溫，遂曰常服、多服、久服皆可，豈理也哉？

玄明粉

氣冷，味辛、甘，無毒。

《液》云：治心熱煩燥[1]，五臟宿滯，癥瘕，明目，退膈上虛熱，消腫毒。注中有"治陰毒"一句，非伏陽不可用。若止用此除陰毒，殺人甚速。牙硝條下"太清鍊靈砂補注"，謂陰極之精，能化火食之毒。

《仙經》云：陰中有陽之物。

東垣云：玄明粉，大抵用此以代盆硝者佳。

海藏云：本草注云：治骨蒸五勞，驚悸，熱毒風等，服之立愈。正經[2]云，"味甘辛，性冷"，則治熱病明矣。兼味辛，又鹹，此能潤燥而軟堅也。非大便燥結，脉滑有力而洪大者，不宜服。

臘月將朴硝十斤，蘿蔔十斤，冬瓜五斤，豆腐三斤，同煮，露天底，味竟去鹹，入罐火煅而成者，方妙。

---

1 燥：通"躁"。
2 正經：此處指《嘉祐本草》所出玄明粉的大字本文。其下注"新補見《藥性論》并《日華子》"。

禹餘糧

陶隱居云：今多出東陽。形如鵝鴨卵，外有殼，重疊，中有黃細末，無砂者爲佳。近年茅山鑿地，大得之。昔禹行山，乏食，採此充糧。

蕭炳云[1]：生東海池澤及山島中。牡丹皮爲使。

氣寒，味甘，無毒。

《本草》云：主咳逆，寒熱煩滿，下痢赤白，血閉癥瘕，大熱。

本經[2]云：重可去怯。禹餘糧之重，爲鎮固之劑。

《本草[3]》注云：仲景治傷寒下痢不止，心下痞硬，利在下焦者，赤石脂禹餘糧湯主之。赤石脂、禹餘糧各一斤，并碎之，以水六升，煎取二升，去滓[4]分二服。

雷公云：看如石，輕敲便碎，可如粉也。兼重重如葉子雌黃，此能益脾安藏氣[5]。

張仲景治傷寒下痢不止，心痞悶，赤石脂禹餘糧湯主之。

代赭石

氣寒，味甘、苦，無毒。一名須丸。出姑幕者名須丸，出代郡名代赭。

入手少陰經，足厥陰經。

《本草》云：主鬼疰賊風，蠱毒，殺精物惡鬼，腹中毒邪氣，女子赤沃漏下，帶下百病，產難，胞衣不出，墮胎。養血，除五臟血脉中熱，血痹，血瘀，大人、小兒驚氣入腹，及陰痿不起。

《聖濟經》云：怯則氣浮，重則所以鎮之。怯者亦驚也。

《藥性論》云：畏天雄，乾薑爲使。

火煅、醋淬七次，研細末飛。不入湯藥。

1　蕭炳云：此下"牡丹皮爲使"爲蕭氏所云，但出產原見《名醫別錄》。
2　本經：古本草中之"本經"，并非專指《神農本草經》，乃指引文最早所出之原著。此處"十劑"之重可去怯，乃原出唐·陳藏器《本草拾遺》，今存於《證類本草》卷一。
3　本草：本書言"本草"大致多指引自《證類本草》之文或轉引自《湯液本草》的《證類本草》文。此處引文原出《證類本草》卷三"禹餘糧"條引宋·蘇頌《本草圖經》。
4　滓：原作"粗"，即今"渣"字。《本草圖經》原作"滓"，因改。下凡遇"粗"，徑改作"渣"或"滓"。
5　藏氣：原脱。據《證類本草》"太乙餘糧"條"雷公云"補。

鉛丹 即黃丹

氣微寒，味辛，有毒。

《本草》云：主吐逆反胃，驚癇癲疾，除熱下氣，止小便利，除毒熱，筋攣，金瘡溢血。又云：鎮心安神，止吐血。

潔古云：本經言"澀可去脫"而固氣。成無己云：鉛丹收斂神氣以鎮驚也。

丹溪云：鉛丹屬金而有土與水、火。丹出於鉛。而《日華子》云"涼，無毒"，予竊疑焉。曾見一中年婦人。因多子，於月內服鉛丹二兩，遂四肢冰冷強直，食不入口。時正仲冬，遂急服理中湯加附子，與數十貼而安。謂之涼而無毒，可乎？

《衍義》云：治瘧久不愈，用百草霜、黃丹等分，細研，每服二錢。于發日空心米飲調服之，立時效。

鉛粉

味辛、甘，寒，無毒。殺三蟲，去鱉瘕，療惡瘡，墮胎。《藥性論》云：治積聚不消。焦炒，止小兒疳痢。

《本草》云：一名胡粉，一名定粉，一名瓦粉。仲景豬膚湯用白粉，非此白粉，即白米粉也。黃延非治胸中寒，是治胸中塞，誤寫作"寒"字。

陳藏器云：主久痢成疳。粉和水及雞子白服，以糞黑爲度。爲其殺蟲而止痢也。

赤石脂

蘇恭[1]云：今出潞州。以色鮮膩者爲勝，採無時。

氣大溫，味甘、酸、辛，無毒。

《本草》云：主養心氣，明目益精。療腹痛泄澼，下痢赤白，小便利，及癰疽瘡痔，女子崩中漏下，產難，胞衣不出。久服補髓、好顏色，益志不飢，輕身延年。五色石脂，各入五臟補益。

東垣云：赤石脂、白石脂，并溫、無毒。畏黃芩、芫花，惡大黃。

---

1 蘇恭：即蘇敬。因避諱改"敬"爲"恭"，乃編修《新修本草》主持人，故以其名代指該書。

《本經》云：澀可去脫。石脂爲收斂之劑，胞衣不出，澀劑可以下之。赤入丙、白入庚。

《珍[1]》云：赤、白石脂，俱甘酸，陽中之陰，固脫。

紫石英

《圖經》云：今隴州山中多出。其色淡紫，其實瑩澈，隨其大小，皆五棱，兩頭如箭鏃者佳。暖而無毒。

氣溫，味甘、辛，無毒。

入足厥陽經，手少陰經。

《本草》云：主心腹咳逆邪氣，補不足，女子風寒在子宮，絕孕十年無子。療上氣，心腹痛，寒熱邪氣，結氣。補心氣不足，定驚悸，安魂魄，填下焦，止消渴。除胃中久寒，散癥腫。令人悅澤。久服溫中，輕身延年。得茯苓、人參、芍藥，共療心中結氣；得天雄、菖蒲，共療霍亂。長石爲之使，畏扁青、附子。不欲鮀甲、黃連、麥句[2]薑。

《衍義》云：仲景治風熱瘈瘲，風引湯：紫石英、白石英、寒水石、石膏、乾薑、大黃、龍齒[3]、牡蠣、甘草、滑石，等分，右㕮咀，以水一升，煎去三分，食後，量多少溫呷之。不用滓[4]。立效。

伏龍肝　此灶中對釜月下黃土也

氣溫，味辛。

《時習》云：主婦人崩中，吐血，止咳逆，止血，消癥腫。

《衍義》云：婦人惡露不止，蠶沙一兩炒，伏龍肝半兩，阿膠一兩，同爲末，溫酒調，空心服二三錢。以止爲度。

《藥性論》云：單用亦可。鹹，無毒。催生下胞，及小兒夜啼。

《日華子》云：熱，微毒。治鼻洪，腸風帶下，血崩，泄精，尿血。

1　珍：藥書名。卽《珍珠囊》，全稱《潔古珍珠囊》。金·張元素（潔古）撰，一卷。
2　句：原作"蔔"，據《證類本草》卷三"紫石英"條改。
3　齒：原誤作"腦"。據《本草衍義》卷四"紫石英"條改。
4　滓：原誤作"查"。據《本草衍義》卷四"紫石英"條改。

白礬

今出益州。雷公云：成塊，光瑩如水晶者佳。

氣寒，味酸，無毒。

《本草》云：主寒熱，泄瀉，下痢白沃，陰蝕惡瘡。消痰止渴，除痼熱，治咽喉閉，目痛。堅骨齒。

《藥性論》云：使。有小毒。生含嚥津，治急喉痹。

一切腫毒瘡癤，用生礬入水化開，用皮紙蘸礬水，頻搭患處，自消。

稀涎散：同皂莢研末些須，吐風痰通竅如神。蠟礬丸：和蜜蠟丸吞，平癰腫，護膜要劑。風癇久服，其涎從小便中出。用生礬、細茶，等分爲末，蜜丸桐子大，每服三十九丸，茶清送下。齁喘，用枯礬末一匙，臨臥滾白湯調下，三四次愈。鼻中瘜肉，臭不可近，痛不可搖，枯礬和硇砂少許，吹之，化水而消。口瘡，生礬二錢，硼砂一錢，爲末，蜜調，敷患處。中風痰厥，不省人事，用生礬末二三錢，生薑汁調，灌服。滿頸生小瘰[1]子，用生礬、地膚子，煎水洗數次卽去。楊梅瘡初起，用生礬末擦手足心。腦漏流膿涕，用枯礬、血餘灰等分，爲末，青魚膽拌成餅，陰乾研細，吹鼻中。小兒牙疳，用生礬裝五倍子內，燒過爲末，擦上。咽喉腫痛，水漿不入，死在須臾，或乳鵝鬥喉，用枯礬、白僵蠶、雄黃、硼砂等分，爲末吹之，立已。

自然銅

味辛，平、寒，有小毒。療折傷，散血止痛。

丹溪云：自然銅，世以爲接骨藥，然此等方盡多，大抵妙在補虛、補血、補胃。俗工不知，惟求速效以罔利，迎合病人之意。而自然銅非煅不可服。若服新出火者，其火毒、金毒相扇，又挾香熱藥之毒，雖有接骨之功，其燥散之禍，甚於刀劍。戒之！戒之！

雷公曰：石髓鉛，卽自然銅也。凡使勿用方金牙。其方金牙真似之。若餌，吐煞人。其石髓鉛，色似乾銀泥，如採得，先捶碎，同甘草湯煮一伏時，漉出令乾，入臼中搗，重篩過，以醋浸一宿，用六一泥泥瓷[2]盒，于文武火中養三

---

1 瘰：原作“侯”。據文義改。
2 瓷：原作“磁”。此處同“瓷”，據改。後同不注。

日夜，取出，研如粉用之。

鹵鹹　一名鹼

《唐本》注云：生河東，是鹼。

味苦、鹹，寒，有小毒。

丹溪云：石鹼去濕熱，消痰磨積塊，洗滌垢膩。量虛實用之。若過服，則頓損。又云：石鹼、阿魏，皆消積塊。

硇砂　毒物

《本草》云：硇砂出西涼，今河東、陝西近邊州郡有之。顆塊光明，大者有如拳，小者如指面者佳。

味鹹。

《本草》云：破堅癖。獨不用，入群隊用之。味鹹、苦辛，溫，有毒。不宜多服。主積聚，破結血、爛胎。止痛下氣，療咳嗽、宿冷，去惡肉，生好肌。柔金銀，可爲焊藥。

《藥性論》云：有大毒，畏漿水，忌羊血。味酸、鹹，能腐壞人腸胃。生食之，化人心爲血。能除冷病，大益陽事。

《日華子》云：北庭砂，味辛、酸，暖，無毒。畏一切酸。補水臟，暖子宮，消冷癖、瘀血、宿食，氣塊痃癖，及婦人血氣心痛，血崩帶下。凡修制，用黃丹、石灰作匱，煅[1]赤使用，無毒。柔金銀。驢馬藥亦用。

今人作焊藥，乃用硼砂。硼砂出南海，性溫、平。其狀甚光瑩，治咽喉最爲要切。

東流水

味平，無毒。

《時習》云：千里水及東流水，主病後虛弱。揚之萬過，煮藥，取禁神效。二者皆堪蕩滌邪穢。此水潔淨，誠與諸水不同。爲雲母所畏，煉雲母粉用之。

1　煅：原是个訛字。據《證類本草》卷五"硇砂"條引《日華子》改。

繰絲湯

丹溪云：口乾消渴者，可用此吐之。此物屬火，有陰之用。能洩膀胱水中相火，以引清氣，上朝於舌。

按 《究原方》治消渴，以繰絲湯飲之。或以繭殼絲綿煮湯飲之，亦可。

漿水

丹溪云：味甘酸而性涼，善走，化滯物，解煩渴。

《衍義》云：漿水不可同李實飲，令人霍亂。

麻沸湯

成聊攝云：瀉心湯，以麻沸湯漬服者，取其氣薄而瀉虛熱也。

十二水

或問：醫家以水烹煮藥石，本草著名頗多，夫何一水之用，而有許多名類？必其能各有所長，請逐一明言其故。

曰：長流水：卽千里水也。但當取其流長而來遠者。以其性遠而通達，歷坷[1]坎已多，故取以煎煮手足四末之病道路遠之藥，及通利大小便之用也。

急流水：湍上峻急之流水也。以其性速急而達下，故特取以煎通利二便及足脛以下之風藥也。

順流水：其性順而下流，故亦足以治下焦腰膝之證，及通利二便之用也。

逆流水：慢流洄瀾之水也。以其性逆而倒流，故取以調和發吐痰飲之劑也。

《藥性論》云：半天河水，微寒。惟竹籬頭及高樹穴中盛者，能治精神恍惚妄語。勿令病人知之，與飲立瘥。

半天河水：卽長桑君授扁鵲飲以上池之水。乃竹籬藩頭管內之積水。取其清潔，自天而降，未受下流污濁之氣，故可以爲煉還丹、調仙藥之用也。

春雨水：立春日空中以器盛接之水也。其性始得春升生發之氣，故可以煮中氣不足、清氣不升之藥也。古方謂婦人無子者，于立春日清晨，以器盛空

---

1 坷：原誤作"科"。據文義改。

中之雨水，或此日百草曉露之水，夫妻各飲一杯，還房當卽有孕。取其資始資生、發育萬物之義耳。

《本草》云：味甘，無毒。在百草頭，愈百病，止消渴。柏葉上者明目。百花上，令人好顏色。

秋露水：其性稟收斂肅殺之氣，故可取以烹煎殺祟之藥，及調敷殺癩蟲疥癬諸蟲之劑也。

井花水：清晨井中第一汲者。其天一真精之氣，浮結於水面，故可取以烹煎補陰之劑，及修煉還丹之用。今好清之士，每日取以烹春茗，而謂清利頭目最佳。其性味同於雪水也。

《本草》云：甘溫無毒。除風補衰，令人好顏色，菊英水也。

菊英水：蜀中有長壽源，其源多菊，而流水四季皆菊花香。居人飲其水，壽皆二三百歲。故陶靖節之流，好植菊，日採其花英，浸水烹茶，期延壽也。

《梅師方》云：治眼睛無故突出一二寸者，以新汲水灌漬睛中，數易水，睛自收入。

新汲水：井中新汲未入缸甕者。取其清潔，無濕雜之味，故用以烹煮藥劑也。

《外台秘要》云：甘爛水，入膀胱治奔豚。

甘爛水：其法取水二斗，置大盆內，以木勺揚之，使水珠沫液盈於水面，乃收用之。其水與月窟水性同。取其味甘溫而性柔，故可以烹傷寒陰證等之藥也。

成無己云：煎用甘爛水者，揚之無力，取其不助腎氣也。

潦水：又名無根水。山谷中無人迹去處，新土科凹中之水也。取其性不動搖，而有土氣內存，故可以煎調脾進食、補益中氣之劑也。

成無己云：用潦水，取其味薄，則不助濕氣。

卷 之 二

潛庵居士輯

木　部

桂　桂心　肉桂　桂枝附

陶隱居云：今出廣州者佳，桂陽縣者次之。

氣熱，味甘、辛，有小毒。

入手少陰經。桂枝入足太陽經。

《本草》云：主溫中，利肝肺氣，心腹寒熱冷疾，霍亂轉筋，頭、腰痛，出汗，止煩止唾，咳嗽鼻衄。能墮胎，堅骨節，通血脉，理疏不足，宣導百藥。無所畏。久服神仙。

潔古云：補下焦熱火不足，治沉寒痼冷及表虛自汗。春夏二時爲禁藥也。《主治秘訣》云：滲泄止渴，去榮衛中之風寒。仲景《傷寒論》發汗用桂枝者，乃桂條，非身幹也。取其輕薄而能發散。今又有一種柳桂，乃桂枝嫩小枝條也，尤宜入治上焦藥用也。《主治秘訣》云：桂枝性熱，味辛、甘，氣味俱薄，體輕而上行，浮而升，陽也。其用有四：去傷寒頭痛，開腠理，解表，去皮膚風熱。

東垣云：肉桂味辛、甘，大熱，純陽。溫中利肺氣，發散表邪，去榮衛中風寒。秋冬治下部腹痛，非桂不能止之。

又云：桂枝味辛，性熱，氣味俱輕，陽也，升也，故能上行，發散於表。收內寒則用牡桂，辛熱，散經寒，引導陽氣。若熱以使正氣虛者，以辛潤之，散寒邪，治奔豚。又云：或問，《本草》云：桂能止煩、出汗。仲景或云：復發其汗；或云：先其時發汗；或云：當以得汗解；或云：當發汗，更發汗，并發汗宜桂枝湯。凡數處言之，則是用桂枝發汗也。又云：無汗不得服桂枝。又云：汗家不得重發汗。又云：發汗過多者，用桂枝甘草湯。則是用桂枝閉汗也。一藥二用，如何明得？仲景發汗、閉汗，與本草之義，相通爲一。答曰：本草言桂味辛甘、大熱、無毒。能宣導百藥，通血脉，止煩，出汗者，是調其血而汗自出也。仲景云：臟無他病，發熱自汗者，此是衛氣不和也。又云：自汗者爲榮氣不和，榮氣不和則內外不諧。蓋衛氣不與榮氣相和諧也，若榮氣和則愈矣。故用桂枝湯調和榮衛。榮衛既和，則汗自出，風邪由此而解，非桂枝能開腠理而發出汗也。昧者不解閉汗之意，凡見傷寒病者，便用桂枝湯發汗。若與中風自汗者，其效應如桴鼓。因見其取效而病愈，則曰此桂枝發汗出也。遂不問傷寒無汗者,亦皆與桂枝湯,誤之甚矣!故仲景言"無汗不得服桂枝",是閉汗孔也。又云:發汗多,又手自冒心,心下悸,欲得按者,用桂枝甘草湯。此亦是閉汗孔也。又云:汗家不得重發汗,若用桂枝湯,是重發其汗也。凡桂枝湯下言"發"字,當認自"出"字,是汗自然出也,非若麻黃能開腠理而發出汗也。本草"出汗"二字,下文有"通血脉"一句,此非三焦、衛氣、皮毛中藥,此乃榮血中藥也。如此則"出汗"二字,當認作榮衛和、自然汗出耳。非是桂枝開腠理發出汗也。故後人用桂治虛汗,讀者當逆察其意可也。噫!神農作之于前,仲景述之於後。前聖、後聖,其揆一也。

海藏云:桂有菌桂、牡桂、筒桂、肉桂、板桂、桂心、官桂之類,用者罕有分別。大抵細薄者爲枝、爲嫩,厚脂者爲肉、爲老。但不用粗皮,止用其心中者,爲桂心也。《衍義》云"桂大熱";《素問》云"辛甘發散爲陽"。故漢張仲景桂枝湯治傷寒表虛,皆須用此藥,是專用辛甘之意也。《本草》云"療寒以熱",故知獨有一字桂者,《本草》言甘辛大熱,正合《素問》辛甘發散爲陽之説也。然《本經》止言桂,而仲景又言桂枝者,蓋只取其枝上皮,其木身粗厚處不中用。今又謂之官桂,不知何緣而立名。或云,"官"字卽"觀"字之文,蓋產於觀州者佳,故號觀桂也。深慮後世以爲別物,故於此書之。然筒桂厚實,氣味重者,宜入治藏及下焦藥;輕薄者,宜入治頭目發散藥。故《本經》以菌桂"養精神",牡桂"利關節"。仲景傷寒發汗用桂枝。桂枝者,桂條也,非身幹也,取其輕薄而能發散。一種柳桂,乃小嫩枝條也,尤宜入上焦藥。仲景湯液用桂枝發表,用肉桂補腎。本乎天者親上,本乎地者親下,理之自然。此藥能護榮氣,而實衛氣。桂枝發表,則在足太陽經;桂心入心,則在手少陰經。

丹溪云:桂,虛能補,此大法也。仲景救表用桂枝,非是表有虛,以桂補之也。蓋衛有風邪,故病自汗。以桂枝發其風邪,衛和則表密,汗自止,非桂能收汗而用之也。今"《衍義》云"乃謂仲景治表虛,誤矣!《本草》止言出汗,正是《內經》辛甘發散之意。後人用桂止汗,失經旨矣!名曰"官桂"者,以桂多品,取其品之高者,可以充貢[1],而名之曰官桂,乃貴之之辭也。桂心者,以其皮肉厚,去其粗而無味者,止留近木一層。其味辛甘者,故名之曰桂心,乃美之之辭也。何必致疑若此乎?

1　貢:《本草衍義補遺》原作"用"。

曾世榮曰：小見驚風及瀉，宜用五苓散，以瀉丙火、滲土燥。内有桂，能抑肝風而扶脾土也。《醫餘錄》云：有人患眼痛，脾虚不能食，肝脉盛，脾脉弱，用涼藥治肝[1]，則脾愈虚；用暖藥治脾，則肝愈盛。但于平藥中，倍加肉桂，殺肝而益脾，一治兩得之。傳云，"木得桂而枯"是也。

　　按　桂之説，紛紛不齊。愚細考研訪，種類原有四樣，惟以辛香者爲勝。至於肉桂、桂心、桂枝，此非異種，乃一種而非[2]三用也。中半以下爲肉桂，主下焦；正中者爲桂心，主中焦；中半以上爲桂枝，主上焦。此親上、親下之道也。桂心之説，從來未明，皆以去皮者爲是。不知凡用桂，必去皮，豈皆名桂心耶？故特表明之。今人又誤以薄者名官桂。不知官桂者，桂之總名。李蘄州所謂上等供官之桂也。忌火、生葱、石脂。其在下最厚者名肉桂，入腎、肝二經。《經》曰"利關節，補中氣"，隱居曰[3]：冷疾[4]、腰痛，止煩，墮胎，堅筋骨，通血脉，理不足，宣百藥。潔古曰：補下焦不足，沉寒痼冷，秋冬下部腹痛。時珍曰：陰盛失血，瀉痢，伐肝[5]。其在中次厚者，名桂心，入心脾二經。甄權曰：九種心痛，腹痛，壅痹，殺三蟲。大明[6]曰：補勞傷，通九竅，生肌肉，利關節，破癥癖，殺草木毒。時珍曰：托癰疽痘瘡，能引血化汗化膿。其在上薄者名薄桂，卽桂枝，入肺、膀胱二經。《經》曰：上氣咳逆，結氣喉痹。隱居曰：通脉出汗。甄權曰：冷風疼痛。潔古曰：傷風頭疼，皮膚風濕。成無己曰：利肺氣。丹溪曰：橫行手臂，治痛風。

茯神

陽也，味甘，無毒。入心與肝經。

《本草》云：主辟不祥，恚怒善忘，五勞七傷。得[7]甘草、防風、芍藥、紫石

1　肝：原誤作"汗"。據《本草綱目》卷三十四"桂·牡桂"條引《醫餘錄》改。

2　非：此字與下文之義不相合。疑爲"分"字之誤。

3　隱居曰：此下之文，乃出《名醫別錄》，非陶弘景之注也。下文"薄桂"隱居曰同此。

4　疾：原誤作"痰"。據《證類本草》卷十二"桂"條引《名醫別錄》改。

5　瀉痢伐肝：據《本草綱目》卷三十四"桂·牡桂"條作"瀉痢驚癎"，無"伐肝"二字。

6　大明：指《日華子諸家本草》。爲宋初開寶（968–975）中四明人撰。不著姓氏，但云"日華子大明序"。李時珍認爲：按《千家姓》大姓出東萊，日華子蓋姓大名明也。將"大明"作爲《日華子》的作者。

7　得：原誤作"用"。據《證類本草》卷十二"茯苓·茯神"條引改。

英、麥門冬，共療五藏。惡白斂，畏牡蒙[1]、地榆、雄黄、秦芃、龜甲。

《珍》曰：治風眩心虚，非此不能安。

《藥性論》云：君。主驚癇，安神定志，補虚乏。主心下急痛堅滿，人虚而小便不利者。

茯苓

陶隱居云：今出鬱州。形如鳥獸龜鱉者良。

氣平，味淡。味甘而淡，陽也。無毒。

白者入手太陰經、足太陽經、少陽經；赤者入足太陰經、足太陽經、少陽經。惡白斂，畏牡蒙、地榆、雄黄、秦芃、龜甲。忌醋及酸物。

去皮。

《本草》云：主胸脅逆氣，憂恚驚邪，恐悸，心下結痛，寒熱煩滿，咳逆，口焦舌乾。利小便，止消渴，好唾。大腹淋瀝。消膈中痰水，水腫，淋結。開胸腑，調臟氣，伐腎邪，長陰，益氣力，保神守中。

《象》[2]云：止渴，利小便，除濕益燥，和中益氣，利腰臍間血爲主。治小便不通，溺黄或赤而不利。如小便利或數服之，則大損人目。如汗多人服之，損真氣，夭人壽。醫云赤瀉白補，上古無此説。去皮用。

《心》[3]云：淡能利竅，甘以助陽，除濕之聖藥也。味甘，平，補陽，益脾，逐水。濕淫所勝，小便不利，淡味滲泄，陽也。治水緩脾，生津導氣。

《液》云：入足少陰、手足太陽。色白者，入辛壬癸；赤者，入丙丁。伐腎邪，小便多，能止之；小便澀，能利之。與車前子相似，雖利小便而不走氣。酒浸，與光明朱砂同用，能秘真。味甘平，如何是利小便？

時珍曰：《本草》止言利小便，伐腎邪。至東垣、海藏，乃言小便多者能止，澀者能通。同朱砂能秘真元。丹溪又言"陰虚者不宜用"。何哉？茯苓淡滲上

1　牡蒙：原作"牡蠣礜石"。考《證類本草》卷十二"茯苓·茯神"條，當作"牡蒙"。牡蒙乃紫參、王孫二藥的別名。

2　象：指東垣先生《藥類法象》。藥書名。題元·李杲（東垣）撰，成書年代不詳，一卷。此名不見於任何書目及其他醫藥書。惟元·王好古《湯液本草》引用。

3　心：指東垣先生《用藥心法》。藥書名。題元·李杲（東垣）撰，成書年代不詳。原書佚，惟元·王好古《湯液本草》引用。

行，生津，滋水之源而下降，利小便。故潔古謂其屬陽，浮而升，言其性也；東垣謂其陽中之陰，降而下，言其功也。

《素問》曰：飲食入胃，遊溢精氣，上輸於肺。通調水道，下輸膀胱。則利水之藥，皆上行而後下降，非直下行也。小便多，其源亦異。《素問》云：肺氣盛則便數，虛則小便遺。心虛則少氣遺溺。下焦虛則遺溺。胞移熱於膀胱則遺溺。膀胱不約爲遺溺[1]。厥陰病則遺溺。

所謂肺氣盛者，實熱也。其人必強壯，宜茯苓以滲其熱，故曰小便多者能止也。若肺虛、心虛、胞熱，厥陰病者，皆虛熱也，必上熱下寒而虛弱。法當用升陽之藥，以升水降火。膀胱不約，下焦虛者，乃火投于水，水泉不藏。脫陽之症，必肢冷脉遲，法當用溫熱之藥，峻補其下，皆非茯苓可治，故曰陰虛者不宜用也。

按　茯苓假松氣而成，無中生有，得坤厚之精，故爲脾家要藥。其體在下，故其用亦下行而利便，逐妄水以益脾，不傷真液也。茯神抱根而生，有依守之義，故多安神之功。

琥珀

禹錫云：楓脂入地，千載變成琥珀。

氣平，味甘，陽也。

入心、脾、小腸三經。

《珍》云：利小便，清肺。

《本草》云：安五臟，定魂魄，消瘀血，通於五淋。杵細用。

《藥性論》云：君。治産後血疹痛。

《日華子》云：療蠱毒，壯心，明目磨瞖。止心痛，癲邪，破癥結。

藏器曰：止血生肌，合金瘡。

丹溪云：古方用以燥脾土有功。脾能運化，肺金下降，故小便可通。若血少不利者，反致燥急之苦。

按　珀有下注之象，且得艮止之義，故得安神下血，物理昭然。琥珀以手摩熱，可拾芥者爲真。茯苓、琥珀，皆自松出，而所稟各異。茯苓生成于陰，

1　溺：原無，《本草綱目》亦同。劉衡如據《素問·宣明五氣篇》"不約爲遺溺"補。

琥珀生於陽而成于陰，故皆治榮而安心利水也。

雷公云：制用水調側柏子末，安於瓷鍋中，安琥珀於末中煮，從巳至申，取出，搗如粉，重篩用。

柏子仁

《圖經》云：乾州者最佳。三月開花，九月結子。

氣平，味甘、辛，無毒。

入肝、脾、腎三經。

《本草》云：主安五臟，除風濕痹，益氣、血脉，長生，令人潤澤，美顏色，耳目聰明。用之則潤腎之藥也。

《藥性論》云：柏子仁，君。惡菊花，畏羊蹄草。能治腰腎中冷，膀胱冷膿宿水，興陽道，益壽。去頭風，治百邪鬼魅，主小兒驚癇。柏子仁，古方十精丸用之。

按　柏子仁性平而不寒不燥，甘而補，辛而潤。其氣芬芳，能透心腎而益脾胃，仙家上品藥也。柏葉止血益人。丹溪稱其屬金，善守，爲補陰要藥。春採東，夏採南，秋採西，冬採北，方得節候生氣。

側柏葉

氣微溫，味苦，無毒。

入肺、膀胱、小腸三經。

《本草》云：主吐血、衄血及痢血，崩中赤白。輕身益氣，令人耐寒暑。

《日華子》云：柏葉取汁，塗鬢髮，永黑不白。

《藥性論》云：側柏葉，苦、辛，性澀。治冷風歷節疼痛，止尿血。與酒相宜。

柏皮

《本草》黑字[1]：柏白皮主火灼爛瘡，長毛髮。

1　本草黑字：古本草以朱字抄書《神農本草經》，墨字抄書《名醫別錄》及其他本草內容。宋代版刻醫書中，用陰文（白字）表示原朱字，陽文（黑字）表示原墨字。"本草黑字"，指的是《證類本草》的黑字引文，其大字乃出《名醫別錄》。

《日華子》云：柏白皮無毒。

酸棗

嵩陽子云：余家於滑台，今酸棗縣，卽滑之所屬邑也，其地名酸棗焉。其核微圓，其仁稍長，色赤。

氣平，味酸，無毒。

《本草》云：主心腹寒熱，邪結氣聚，四肢酸疼，濕痹，煩心不得眠，臍上下痛，血轉久泄，虛汗煩渴。補中益肝氣，堅筋骨，助陰氣，令人肥健。久服安五藏，輕身延年。

胡洽：治振悸不得眠，人參、白术、白茯苓、甘草、生薑、酸棗仁，六物煮服。

按　《聖惠方》云：膽虛不眠，寒也。炒爲末，竹葉湯服。蓋以肝膽相依，血虛則肝虛，膽亦虛。得熟者以旺肝，則木來制土。脾主四肢，又主困倦，故令人睡。《濟衆方》云：膽實多睡，熱也。生研爲末，薑茶湯調服。蓋棗仁秋成者也，生則全金氣而制肝。脾不受侮而運行不睡矣。

槐實

味甘、酸、鹹，寒，無毒。

《珍》云：與桃仁治證同。

《藥性論》云：臣。治大熱難產。皮煮汁，淋陰囊墜腫、氣瘤。又，槐白皮治口齒風疳。

《日華子》云：槐子，治丈夫、女人陰瘡濕癢。催生，吞七粒。皮，治中風皮膚不仁。喉痹，洗五痔，產門癢痛，及湯火瘡。煎膏，止痛，長肉，消癰腫。

《別錄》云：八月斷槐大枝，使生嫩蘖，煮汁釀酒，療大風痿痹甚效。

槐耳：主五痔，心痛，女人陰中瘡痛。景天爲之使。

槐花：味苦，無毒。治五痔，心痛，眼赤。殺腹臟蟲及熱，治皮膚風，腸風瀉血，赤白痢。

槐膠：主一切風，化痰，治肝臟風，筋脉抽掣，急風口噤，四肢不收，頑痹。或毒風，周身如蟲行；或破傷風，口眼偏斜，腰膝強硬。

槐葉：平，無毒。煎湯，洗小兒驚癇壯熱，疥癬丁瘡。皮、莖同用良。

《產寶》云：療[1]崩中不止，槐實[2]燒灰存性爲末，以酒服二錢。

槐花

苦，薄，陰也。

《珍》云：涼大腸熱。

《本草》云：殺腹臟蟲，并腸風瀉血，赤白痢。

蔓荆子

《圖經》云：今秦、隴、明、越州多有之。

氣清，味辛，溫，苦、甘。陽中之陰。太陽經藥。

《象》云：治太陽經頭痛，頭昏悶，除目暗，散風邪藥。胃虛人勿服，恐生痰疾。揀淨，杵碎用。

《珍》云：涼諸經血，止頭痛，主目睛内痛。

《本草》云：惡烏頭、石膏。

《藥性論》云：治賊風，能長髭髮。

大腹子

《本草》云：生南海諸國。

氣微溫，味辛，無毒。

《本草》云：主冷熱氣攻心腹，大腸壅毒，痰膈醋心，并以薑、鹽同煎。《時習》謂：是氣藥也。

孫真人云：先酒洗，後大豆汁洗。

《日華子》云：下一切氣。止霍亂，通大小腸，健脾開胃，調中。

按 《博異詩》云："曾聞大腹偏陰向，堪異叢花秀在房。羽扇掃天從史載，絲綸覆地見青囊。斬關驍騎無恩澤，薄伐昭威擬雪霜。前徵未捷卽先殞，坐使英雄淚滿堂。"此甚言其克伐之禍也。樹上多棲鳩鳥，染汗糞毒，必多洗之。

1　療：原誤作"瘡"。據《證類本草》引《產寶》改。

2　實：《證類本草》引《產寶》作"耳"。

山茱萸

陶隱居云：出海州，近路諸山中。色赤核小者佳。惡桔梗、防風、防己。

氣平，微溫，味酸，無毒。

入足厥陰經、少陰經。

《本草》云：主溫中，逐寒濕痹，強陰益精，補髓，能止小便。入足少陰、厥陰。

《聖濟經》云：滑則氣脫，澀劑所以收之。山茱萸之澀，以收其滑。仲景八味丸用爲君主，如何澀劑以通九竅？

雷公云：用之去核，一斤取肉四兩，緩火熬用。能壯元氣，祕精。核，能滑精，故去之。古云，熬，卽今之炒也。

《珍》云：溫肝。

《本經》云：止小便利，以其味酸。可觀八味丸用爲君主，其性味可知矣。

《藥性論》亦云：補腎添精。

《日華子》亦云：暖腰膝，助水臟也。

吳茱萸

《圖經》云：生上谷。今江浙有之。三月開花，紅紫色。七八月結子，嫩時微黃，成熟則深紫。九月九日採，陰乾。以鹽水洗百轉，日曬乾，存用之。

氣熱，味辛、甘。氣味俱厚，陽中陰也。

辛，溫，大熱，有小毒。

入足太陰經、少陰經、厥陰經。

《本草》云：主溫中下氣，止痛，咳逆寒熱，除濕血痹，逐風邪，開腠理，去痰冷，腹內絞痛，諸冷實不消，中惡心腹痛、逆氣。利五臟。入足太陰、少陰、厥陰。震、坤合見[1]。其色綠。

《衍義》云：此物下氣最速，腸虛人服之愈甚。蓼實爲之使。惡丹參、消石、白堊。畏紫石英。

《心》云：去胸中逆氣。不宜多用，辛熱，恐損元氣。

《象》云：食則令人口開目瞪。寒邪所隔，氣不得上下，此病不已，令人寒

1　震、坤合見：八卦震屬東方木、坤屬土。合見，指該藥同入肝、脾。

中,腹滿膨脹,下利寒氣,諸藥不可代也。洗去苦味,日乾,杵碎用。

垣曰[1]:濁陰不降,厥氣上逆,咽隔不通,令人寒中,滿腹下利,用之如神,無可代者。時珍曰:開鬱,治吞酸疝氣。

按 茱萸辛熱,能散能溫;苦熱,能燥能堅。故所治之症,皆取散寒溫中,燥濕解鬱而已。咽喉口舌生瘡,以茱萸末醋調,貼兩足心,移夜便愈。引熱下行也。

張仲景治嘔而胸滿者,茱萸湯主之。

益智

《山海經》云:益智子生昆侖國。《廣州記》云:“益智[2],葉如襄荷,莖如竹箭。子從心出,一枝有十子。子肉白滑。”今嶺南州郡往往有之。

氣熱,味大辛,辛,溫,無毒。

主君、相二火。手、足太陰經,足少陰經。本是脾經藥。

《象》云:治脾胃中受寒邪,和中益氣,治多唾,當於補中藥內兼用之,勿多服。去皮用。

《本草》云:主遺精虛漏,小便遺瀝,益氣安神,補不足,安三焦,調諸氣。夜多小便者,取二十四枚,碎之,入鹽同煎服,有效。

《液》云:主君、相二火,手、足太陰,足少陰,本是脾藥。在集香丸則入肺,在四君子湯則入脾,在大鳳髓丹則入腎。脾、肺、腎,互有子母相關。

按 益智行陽退陰之藥,三焦氣弱者宜之。士瀛曰:心者脾之母,進食不止於和脾,火能生土,當使心藥入脾藥中,庶幾相得。古人進食,多用益智,土中益火也。

豬苓

《藥性論》云:出衡山山谷。微熱,解傷寒溫疫大熱,發汗,主腫脹,滿腹急痛。

---

1 垣曰:此下抄自《本草綱目》卷三十二“吳茱萸”條引“杲曰”。“垣”即李杲,晚號東垣老人。
2 智:原脫。據《證類本草》卷十四“益智子”條引“顧微《廣州記》云”補。

氣平，味甘、苦，甘寒。甘、苦而淡，甘重于苦，陽也。無毒。

入足太陽經、少陰經。

《象》云：除濕。比諸淡滲藥[1]大燥，亡津液。無濕證勿服。去皮用。

《心》云：苦以泄滯，甘以助陽，淡以利竅，故能除濕、利小便。

《珍》云：利小便。

《本草》云：主痎瘧，解毒蠱痓不祥，利水道。能療妊娠淋。又治從脚上至腹腫，小便不利。仲景：少陰渴者豬苓湯。入足太陽、少陰。

《衍義》云：行水之功多。久服必損腎氣，昏人目。果欲久服者，便宜詳審。

胡椒

《日華子》云：胡椒生西戎。主調五臟，止霍亂，心腹冷痛及冷痢，殺一切魚鱉毒。

氣溫，味辛，無毒。

《本草》云：主下氣，溫中去痰，除臟腑中風冷。向陽者爲胡椒，向陰者爲蓽澄茄。胡椒多服損肺，味辛辣，力大於漢椒。

《衍義》云：去胃中寒痰吐水，食已即吐，甚驗。過劑則走氣。大腸寒滑亦用，須各以他藥佐之。

川椒

《圖經》云：椒生武都川谷。如小豆顆，皮紫赤色而圓。

氣熱、溫，味大辛。辛溫、大熱，有毒。

《象》云：主邪氣，溫中，除寒痹，堅齒髮，明目，利五臟。須炒去汗。

《心》云：去汗。辛熱，以潤心寒。

《本草》云：止邪氣咳逆，溫中，逐骨節皮膚死肌，寒濕痹痛，下氣，除六腑寒冷，傷寒溫瘧，大風汗不出，心腹留飲，宿食，腸澼[2]下痢，泄精，女子字乳餘疾，散風邪，癥結，水腫，黃疸，鬼痓蠱毒。耐寒暑，開腠理。閉口者殺人。惡

1　比諸淡滲藥：原誤作"此諸痰滲藥"。據《湯液本草》卷五"豬苓"條改。

2　澼：原誤作"癖"。據《證類本草》卷十四"蜀椒"條改。後同不注。

栝蔞、防葵,畏雌黄。

丹溪云:紅椒屬火而有水與金,有下達之能,所以其子名曰椒目。止行滲道,不行穀道。能下水燥濕。世人服椒者,無不被其毒。以其久久則火自水中起,誰能御之?

《聖惠方》:治毒蛇入口中,拔不出,用刀破蛇尾,内生椒三二粒,裹著,須臾卽出。

厚朴

陶隱居云:今出建平山谷中。忌諸豆,乾薑爲之使。惡澤瀉、寒水石、硝石。

氣溫,味辛。陽中之陰。苦而辛,無毒。

《本草》云:主中風、傷寒頭痛寒熱,驚悸,氣血痹,死肌,去三蟲,溫中益氣,消痰下氣,療霍亂及腹痛脹滿,胃中冷逆[1],胸中嘔不止,泄痢,淋露,除驚,去留熱,心煩滿,厚腸胃。

潔古云:能除腹脹。若元氣虛弱,雖腹脹宜斟酌用之,寒脹是也。大熱藥中兼用,結者散之,乃神藥也。誤服脱人元氣,切禁之。

《主治秘訣》云:性溫,味苦,氣味俱厚,體重濁而微降,陰也。平胃氣,去腹脹。孕婦忌之。又云:腹脹用薑制厚朴。

海藏云:經言治中風傷寒頭痛,溫中益氣,消痰下氣,厚腸胃,去腹脹滿,果泄乎? 益氣乎? 若與枳實、大黄同用,則能泄實滿,經云“消痰下氣”者是也。若與陳皮、蒼术同用,則能除濕[2]滿,《經》曰溫中益氣者是也。若與解利藥同用,則治傷寒頭痛;與治痢藥同用,則厚腸胃。大抵苦溫,用苦則泄,用溫則補。《衍義》云:平胃散中用之,最調中,至今此藥盛行。既能溫脾胃氣,又能走冷氣,爲世所須也。加減隨證,如五積散治疫同功。

丹溪云:屬土而有火,氣藥也。溫而能散,瀉胃中之實也。而平胃散用之,佐以蒼术,正爲瀉上焦之濕,平胃土,不使之太過,而復其平,以致於和而已。非謂溫補脾胃言也。

---

1 逆:原誤作“迷”。據《證類本草》卷十三“厚朴”條改。

2 除濕:原作“泄實”,則與前“泄實滿”無别矣。據《湯液本草》卷五“厚朴”條改。

後人執之以爲補劑，誤矣！

没藥

《日華子》云：破癥瘕。是波斯國彼處松脂也。

味苦，平，無毒。

《本草》云：主破血止痛，療金瘡杖瘡，諸惡瘡，痔漏卒下血，目中翳，暈痛，膚赤。生波斯國。似安息香，其塊大小不定，黑色。

乳香

《廣志》云：乳香生南海。色黃透明如乳頭者佳。

潔古云：辛熱，純陽。補腎及定諸經之痛。

東垣云：乳香味苦，辛熱，純陽。療風水腫毒，去惡風、心腹痛。入丸散用之。微炒殺毒，得不粘。

《博濟方》：治急慢驚風，乳香半兩，甘遂、半夏[1]各半兩，同研細，每服五分，用乳香湯調下，或小便調。

箬葉烘燥，燈草同擂。若合丸散，羅細和入。倘煎湯液，臨熟和調。療諸毒惡瘡，定諸經卒痛。亦入敷膏，止痛長肉。定痛，走氣分。

丁香

《圖經》云：丁香，出廣州者佳。

氣溫，味辛。純陽，無毒。

入手太陰經，足陽明經、少陰經。

《象》云：溫脾胃，止霍亂，消疹癖，氣脹反胃，腹內冷痛。壯陽，暖腰膝。殺酒毒。

《珍》云：去胃中之寒。

《本草》云：主溫脾胃，止霍亂擁脹，風毒諸腫，牙齒疳䘌。能發諸香。能療反胃，腎氣奔豚氣，陰痛。壯陽，暖腰膝，消疹癖，除冷勞。

《液》云：與五味子、廣茂同用，亦治奔豚之氣，能泄肺，能補胃，大能療腎。

1　半夏：《證類本草》卷十三“乳香”條引《博濟方》無半夏。

丹溪云：屬火而有金，補瀉能走。夫人口居上而地氣出焉。肺行清令，與脾[1]氣相和，惟有潤而甘芳自適，焉有所謂口氣病者乎？口氣有而己自嫌之，以其脾有鬱火，溢入肺中，失其清和甘美之意，而濁氣上干，此所謂爲口氣病也。若以丁香含之，揚湯止沸爾。惟以香薷煮汁飲之，其效甚捷。

時珍曰：治小兒吐瀉，痘瘡灰白。大者名母丁香。同薑汁塗白鬚孔中，即生黑者。抱朴子云：凡目病，以母丁香、黃連、乳汁，煎注之，皆愈。此得辛散苦降養陰之妙。陳承言不可點眼，不知此理也。

按　丁香，理元氣而驅寒開胃。虛人嘔噦，非此不能除。第氣血盛者禁服，恐其助火僭上耳。

雷公云：丁香有雌雄，顆大爲雌，顆小爲雄，大如棗核。方中多使雌者。膏煎中用雄者。

檀香

陳藏器云：檀香，出海南。蜜白色者佳。

氣溫，味辛，熱，無毒。

入手太陰經，足少陰經，通行陽明經藥。

《本草》云：主心腹痛，霍亂，中惡鬼氣，殺蟲。又云：治腎氣諸痛，腹痛，消熱腫。

東垣云：能調氣而清香，引芳香之物，上行至極高之分。最宜橙、橘之屬，佐以薑、棗，將以葛根、豆蔻、縮砂、益智，通行陽明之經，在胸膈之上，處咽嗌之中，同爲理氣之藥。

《珍》云：主心腹霍亂中惡。引胃氣上升進食。

蘇合香

味甘，溫。無毒。

《本草》云：主辟惡，殺鬼精物，溫瘧，蠱毒，癇痓，去三蟲，除邪，令人無夢魘。久服通神明，輕身長年。生中台川谷。

禹錫云：按《梁書》云：中天竺國出蘇合香，是諸香汁煎之，非自然一物也。

1　脾：原誤作“肺”。據《本草衍義補遺》“丁香”條改。

沉香

《通典》云：海南林邑國秦象郡林邑縣出沉香，置水中則沉，故名曰沉香。不沉者曰棧香。

氣微溫，陽也。

《本草》云：治風水毒腫，去惡氣，能調中壯陽，暖腰膝，破癥癖，冷風麻痺，骨節不任，濕風皮膚癢，心腹痛，氣痢，止轉筋吐瀉。

東垣云：能養諸氣，上而至天，下而至泉。用爲使，最相宜。

《珍》云：補右命門。

按 《元戎[1]》謂：強忍房事，致胞轉不通，非沉香不治。蓋以性沉下達，故下部多功。溫中而不助火，但多僞者，須焚而辨之。

龍腦

陶弘景云：生西波律國，是波律樹中脂也。

味甘、辛，微溫，無毒。

東垣云：龍腦入腎，治骨病。

丹溪云：龍腦屬火。世知其寒而通利，然未達其暖而輕浮飛揚。《局方》但喜其香而貴細，故動輒與麝香同用，而爲桂、附之佐。殊不知人身之陽易於動，陰易於虧，幸試思之。

明淨，狀若梅花瓣者佳。瓷罐盛貯，務加燈草，或合糯米炭，不耗散氣味。

主治內外障眼，鎮心秘精。《別錄》云：婦人難產，取龍腦末少許，新汲水服。

世人多用番硝混攪。但番硝質重、色蒼，如砂[2]細，不可不擇。

墨

丹溪云：墨屬金而有火與水。入藥甚助補性。

《本草》云：味辛，無毒。止血，治產後血暈。

《千金方》：治物落眼中不出，好墨清水研，點入卽出。

---

1 元戎：卽《醫壘元戎》，臨證醫書。元·王好古撰於 1237 年，十二卷。
2 砂：原作"炒"，不通。據文義，似當作"砂"，因改。

止血果捷，因黑勝紅，鼻衄吐血。摩，滴入。血暈崩中，醋摩服。

檳榔

陶隱居云：出交州，形小而味甘。廣州以南者形大而味澀。

氣溫，味辛、甘。味厚氣輕，陰中陽也。純陽。無毒。

《象》云：治後重如神。性如鐵石之沉重，能墜諸藥至於下極。杵細用。

《心》云：苦以破滯，辛以散邪，專破滯氣下行。

《珍》云：破滯氣，泄胸中至高之氣。

《本草》云：主消穀逐水，除痰癖，下三蟲，去伏屍，療寸白蟲。

《圖經》云：嶺南人啖之，以當果實。得扶留藤與瓦屋子灰同咀嚼之，則柔滑甘美。今不復細分，但取雞心狀，存坐正穩，心不虛破，錦紋者爲佳。

梔子

《圖經》云：梔子生嶺南州谷[1]。今南方及西蜀有之。二三月生白花，花皆六出，甚芬香。九月採實，暴乾。

氣寒，味微苦。味苦，性大寒。味薄，陰中陽也。無毒。

入手太陰經。

《象》云：治心煩懊憹而不得眠，心神顛倒欲絕，血滯，小便不利。杵細用。

《心》云：去心中客熱，除煩燥，與豉同用。

《珍》云：止渴，去心懊憹煩燥。

《本草》云：主五內邪氣，胃中熱氣，面赤，酒皰皶鼻，白癩赤癩，瘡瘍。療目熱赤痛，胸心、大小腸大熱，心中煩悶，胃中熱氣。

仲景用梔子治煩，胸爲至高之分也。故易老云“輕浮而象肺”也。色赤而象火，故能泄肺中之火。《本草》不言吐，仲景用此爲吐藥。梔子本非吐藥，爲邪氣在上，拒而不下，故令上吐，邪因得以出。《經》曰：其高者，因而越之。此之謂也。或用梔子利小便，實非利小便，清肺也。肺氣清而化，膀胱爲津液之府，小便得此，氣化而出也。本經謂治大小腸熱，辛與庚合，又與丙合，又能泄戊，其先入中州故也。入手太陰。梔子豉湯治煩燥，煩者氣也，燥者血

1　嶺南州谷：《證類本草》卷十三“梔子”條引《圖經》作“南陽川谷”。

也。氣主肺，血主腎。故用梔子以治肺煩，用香豉以治腎躁。躁者懊憹不得眠也。少氣虛滿者加甘草；若嘔噦者加生薑、橘皮。下後腹滿而煩，梔子厚朴枳實湯；下後身熱微煩，梔子甘草乾薑湯。梔子大而長者染色，不堪入藥。皮薄而圓，七棱至九棱者，名山梔子，所謂越桃者是也。

《衍義》云：仲景治傷寒，發汗吐下後，虛煩不得眠。若劇者必反覆顛倒，心中懊憹，以梔子豉湯。治虛煩，故不用大黃，以有寒毒故也。梔子雖寒無毒，治胃中熱氣。既亡血，亡津液，臟腑無潤養，內生虛熱，非此不可除。又治心經留熱，小便赤澀，去皮山梔子、火煨大黃、連翹、甘草炙，等分末之，水煎三錢匕，服之無不效。

仲景《傷寒論》及古今諸名醫治發黃，皆用梔子、茵陳、香豉、甘草四物，等分，作湯飲之。又治大病起，勞復，皆用梔子、鼠矢等湯，并利小便而愈。其方極多，不可悉載。用仁去心胸中熱，用皮去肌表熱。

《兵部手集》：治頭痛不可忍，多是風痰所致，梔子末和蜜，濃敷舌上，得吐即愈。

黃蘗

《本草》云：生漢中山谷及永昌。惡乾漆。

氣寒，味苦。苦厚，微辛，陰中之陽，降也。無毒。

足太陽經引經藥，足少陰經之劑。

《象》云：治腎水膀胱不足，諸痿厥，腳膝無力，于黃芪湯中少加用之，使兩膝中氣力涌出，痿即去矣。蜜炒此一味，爲細末，治口瘡如神。癃瘓必用之藥。

《本草》云：主五臟、腸胃中結熱，黃疸，腸痔。止泄痢，女子漏下赤白，陰傷蝕瘡。療驚氣在皮間，肌膚熱赤起，目熱赤痛，口瘡，久服通神。

《主治秘訣》云：性寒，味苦，氣味俱厚，沉而降，陰也。其用有六：瀉膀胱龍火，一也；利小便熱結，二也；除下焦濕腫，三也；治痢疾先見血，四也；去臍下痛，五也；補腎氣不足，壯骨髓，六也。二制則治上焦，單制則治中焦，不制則治下焦也。既能泄瀉膀胱火，亦能利竅。小便黃，用蘗皮，澀者加澤瀉。

東垣云：黃蘗，味辛苦。苦厚，辛微，陰中之陽，降也。太陽經引經之藥，瀉膀胱經火，補本經及腎不足。苦寒安蛔，補下焦虛，堅[1]腎。《經》曰"苦以堅之"。凡痿厥、除濕藥中，不可缺也。

海藏云：足少陰之劑。腎苦燥，故腎停濕也，梔子、黃芩入肺，黃連入心，黃蘗入腎，燥濕所歸，各隨其類也。《活人書[2]》解毒湯，上下內外通治之。

丹溪云：蘗皮屬金而有水與火，走手厥陰經，而有瀉火補陰之功。舌頰瘡多生於鬱，用之以配細辛，治口瘡有奇效。

丹溪曰：黃柏走至陰，有瀉火之功，非陰火不可用也。

按　氣為陽，血為陰。陽火熾，則陰血涸。黃柏苦寒，故治陰虛火動。然必少壯氣盛者相宜。若中氣虛而多火者，久服則有寒中之變。葉氏《醫學[3]統旨》有四物湯加黃柏、知母，久服傷胃、不能生陰之戒。近世皆恣用之，往往難救。豈不聞苦者直行而泄，既大虛矣，可再泄乎？胡不反而思之？

桑白皮

氣寒，味甘、酸。甘而辛，甘厚、辛薄。無毒。

入手太陰經。

《象》云：主傷中，五勞羸瘦，補虛益氣，除肺氣，止唾血熱渴，消水腫，利水道。

《心》云：甘以固元氣，辛以瀉肺氣之有餘。

《本草》云：治傷中，五勞六極羸瘦，崩中脉絕，補虛益氣；去肺中水氣，唾血熱渴，水腫腹滿臚脹，利水道，去寸白。可縫金瘡。出土上者殺人。續斷、麻子、桂心為之使。忌鐵、鉛。

桑寄生：《經》曰：腰痛，癰腫，堅髮齒，安胎。

隱居曰：崩中內傷，產後餘疾，下乳，金瘡。大明曰：助筋，益血脉。

按　桑皮入肺，長於利水，實則瀉子也。東垣謂性不純良，不宜多用。肺虛而小便利者尤忌。丹溪謂：寄生乃近海地暖，不蠶[4]，無採捋[5]之苦。氣厚意

1　堅：原誤作"腎"。據《湯液本草》卷五"黃蘗"條改。
2　書：原脫。據《湯液本草》卷五"黃蘗"條補。
3　學：原作"家"，據葉文齡《醫學統旨》改。
4　蠶：原誤作"蚤"。據《本草衍義補遺》"桑寄生"條改。
5　捋：原誤作"将"，不通。《本草衍義補遺》"桑寄生"條作"將"，亦不妥。據文義及字形，此當為"捋"，以手脫物之義，因改。

濃，自然生出，何嘗節間可容他子耶？真者有神驗，假者能殺人。

《唐本》注云：桑椹味甘，無毒。取二十枚，和胡桃脂研如泥，拔去白髮，點孔中，卽生黑者。

陳藏器云：桑椹，利五臟關節，通血氣。久服不飢。多收暴乾，搗末，蜜和爲丸，每日服六十丸，變白不老。

梓白皮

氣寒，味苦，無毒。

《本草》云：主熱，去三蟲，治目中疾。生河內山谷。今近道皆有之。木似梧桐。

《博物志》云：止吐逆反胃。

紫葳　卽凌霄花

氣微寒，味酸，無毒。

《本草》云：主婦人產乳餘疾，崩中，癥瘕血閉，寒熱羸瘦，養胎。莖、葉：味苦，無毒，主痿蹶，益氣。

《日華子》云：根治熱風身癢，遊風風疹，治瘀血帶下。花、葉功用同。又云：凌霄花，治酒皶熱毒風刺，婦人血膈遊風，崩中帶下。

丹溪云：凌霄花，治血痛之要藥也。且補陰甚捷。蓋有守而能獨行。婦人方中宜用。

訶黎勒

《圖經》云：今嶺南廣州最盛。似梔子，青黃色。

氣溫，味苦。苦而酸，性平。味厚，陰也，降也。苦重，酸輕。無毒。

《象》云：主腹脹滿，不下飲食，消痰下氣，通利津液，破胸膈結氣。治久痢赤白，腸風。去核，搗細用。

《心》云：《經》曰：肺苦氣上逆，急食苦以泄之，以酸補之。苦重瀉氣，酸輕不能補肺，故嗽藥中不用。俗名訶子、隨風子。

《本草》云：主冷氣，心腹滿，下食。仲景治氣痢，以訶黎勒十枚，麪裹，煻灰火中煨之，令麪黃熟，去核，細研爲末，和粥飲，頓服。

《衍義》云：氣虛人亦宜。緩緩煨熟，少服。此物能澀[1]腸而又泄氣，蓋其味苦澀故爾。其子未熟時，風飄墮者，謂之隨風子。

氣虛及暴嗽、初瀉痢者，不可輕用，收澀故也。

杜仲

陶隱居云：杜仲出豫州上虞縣[2]者佳。

味辛、甘，平、溫，無毒。陽也，降也。

《本草》云：主腰脊[3]痛，補中益精氣，堅筋骨，強志，除陰下濕癢，小便餘瀝，腳中酸疼，不欲踐地。久服輕身耐老。惡蛇蛻皮、玄參。

《日華子》云：暖。治腎勞，腰脊攣。入藥炙用。

好古云：潤肝燥，補風虛。

按　古方只用杜仲滋腎，好古始言肝經藥。然入肝補腎，子能令母實也。

枳殼

《本草》云：生商州川[4]谷。用當去瓤麩炒。

氣寒，味苦。苦而酸，微寒。味薄氣厚，陽也。陰中微陽，無毒。

《本草》云：主風癢麻痹，通利關節，勞氣咳逆，背膊悶倦，散留結胸膈痰滯，逐水消脹滿，大腸風，安胃，止風痛。

《藥性論》云：枳殼，使。味苦、辛。治遍身風疹，肌中如麻豆，惡癢。殼：高，主皮毛胸膈之病；實：低，主心胃之病。其主治大同小異。

《秘訣》云：性寒，味苦。氣厚味薄，浮升而微降，陰中陽也。其用有四：破心下堅痞，一；利胸中氣，二；化痰，三；消食，四。然不可多用，多則損胸中至高之氣。

1　澀：原誤作"泄"。據《本草衍義》卷十五"訶黎勒"條改。

2　豫州上虞縣：按杜仲生上虞，陶弘景有注："上虞在豫州，虞、虢之虞，非會稽上虞縣也。"此書取陶說。

3　脊：原誤作"膝"。據《證類本草》卷十二"杜仲"條引《本經》作"脊"改，與《湯液本草》合。

4　川：原脫。據《證類本草》卷十三"枳殼"條補。

東垣云：氣血弱者，不可服枳殼，以其損氣也。

《杜壬方》載：湖陽公主苦難產，方士進瘦胎飲，用枳殼四兩、甘草二兩，爲末，每服一錢，自五月後，一日一服。寇宗奭曰：胎壯則子有力易生，服枳殼反致無力，所謂易產，大不然也。

時珍曰：里急後重，用陳枳殼末三錢，茶調服。

枳實

氣寒，味苦、酸、鹹。純陰，無毒。

《象》云：除寒熱，破結實，消痰癖，治心下痞，逆氣脅痛。麩炒用。

《心》云：潔古用去脾經積血，故能去心下痞。脾無積血，則心下不痞。治心下痞，散氣消宿食。苦寒，炙用，破水積，以泄里除氣。

潔古云：去胃氣濕熱。《主治秘訣》云：氣味升降，與枳殼同。其用有五：主心下痞，一；化胸脅痰，二；消宿食，三；散敗血，四；破堅積，五。凡治心下痞及宿食不消，并用枳實、黃連。

丹溪云：枳實瀉痰，能衝牆倒壁，滑竅瀉氣之藥。

《本草》云：主大風在皮膚中如麻豆，苦癢。除寒熱結，止痢[1]，長肌肉，利五臟，益氣輕身。除胸脅痰癖，逐停水，破結實，消脹滿，心下急，痞痛，逆氣，脅風痛。安胃氣，止溏泄，明目。生河內川澤，商州者佳。益氣則佐之以人參、乾薑、白术；破氣則佐之以大黃、牽牛、芒硝。此《本經》所以言益氣，而復言消痞也。非白术不能去濕，非枳實不能除痞。殼主高而實主下。高者主氣，下者主血。主氣者在胸膈，主血者在心腹。仲景治心下堅，大如盤，水飲所作，枳實白术湯主之。枳實七枚，术三兩，水一斗，煎取三升，分三服，腹中軟卽消。

《衍義》云：枳殼、枳實，一物也。小則性酷而速，大則性詳而緩。故仲景治傷寒倉卒之病，承氣湯中用枳實，此其意也。皆取其疏通決泄破結實之義。他方但導敗風壅之氣，可常服者，故用枳殼。故胸中痞，有桔梗枳殼湯；心下痞，有枳實白术湯。高低之分，易老詳定爲的也。

按　枳殼、枳實，總是破氣之功。枳殼性緩，治高；枳實性急，治下。亦猶

---

1 痢：原誤作“麻”。據《證類本草》卷十三“枳實”條改。

陳皮治上，青皮治下之義也。然枳實能定痰喘，不獨治下；枳殼能通大腸，不獨治上。要之，飛門至魄門，皆肺主之，三焦相通，一氣而已。

郁李仁

《圖經》云：郁李仁，《本經》不載所出州土，但云生高山川谷及丘陵上。今處處有之。核隨子熟，六月採根并實，取核中仁用。

味苦、辛。陰中之陽。辛、苦，陰也。

《珍》云：破血潤燥。

《本草》云：郁李根，主齒齦腫，齲齒，堅齒，去白蟲。

東垣云：郁李仁，味酸、平，陰中之陽。主大腹水腫，面目四肢浮腫。治大便氣結燥，澀滯不通，七聖丸中用之，專治氣燥。

巴豆

陶隱居云：出巴郡，似大豆，最能瀉人。新者佳。用之去心皮，以麻油同酒熬令黃黑色，搗如膏，入丸散。

氣溫，味辛。生溫，熟寒。有大毒。

《本草》云：主傷寒，溫瘧寒熱，破癥瘕結聚堅積，留飲痰癖，大腹水脹。蕩滌五臟六府，開通閉塞，利水穀道。去惡肉，除鬼毒蠱疰邪物，殺蟲魚，療女子月閉，爛胎。金瘡膿血，不利丈夫，陰癩。殺斑猫毒，健脾開胃。

易老云：斬關奪門之將，大宜詳悉，不可輕用。

雷公云：得火則良。若急治，爲水穀道路之劑，去皮心膜油，生用；若緩治，爲消堅磨積之劑，炒煙去，令紫黑，研用。可以通腸，可以止泄，世所不知也。仲景治百病客忤，備急圓主之。巴豆、杏仁例[1]，及加減寒熱佐使，五色并餘例，并見《元戎》。

《珍》云：去胃中寒濕[2]。

《經驗方》云：治箭鏃入骨不可拔，取巴豆微熬，與蜣螂同研，塗傷處。須臾痛定，微癢，忍之。待極癢，卽拔之立出矣。

1　例：原字漫漶。據《湯液本草》卷五"巴豆"條補正。

2　濕：原誤作"熱"。據《湯液本草》卷五"巴豆"條改。

芫花

《圖經》云：生淮源川谷。今在處有之。春生葉，小而尖，似楊柳枝葉。二月開紫花，頗似紫荊而作穗。三月三日採，陰乾。

氣溫，味辛、苦，有小毒。

《本草》云：主咳逆上氣，喉鳴喘急，咽腫短氣，蠱毒鬼瘧，癰腫疝瘕。殺蟲魚。消胸中痰水，喜去聲嗄，水腫，五水在五臟、皮膚，及腰痛。下寒毒、肉毒。久服令人虛。仲景治太陽中風，脅下痛、嘔逆者可攻，十棗湯主之。

《液》云：胡洽治痰癖、飲癖，加以大黃、甘草，五物同煎，以相反主之，欲其大吐也。治之大略：水者，肺、腎、胃三經所主，有五臟六腑十二經之部分。上而頭，中而四肢，下而腰臍，外而皮毛，中而肌肉，內而筋骨。脉有尺寸之殊、浮沉之異，不可輕瀉。當知病在何經何臟，誤用則害深，然大意泄濕。內云"五物"者，即甘遂、大戟、芫花、大黃、甘草也。

醋煮數沸，漉出，清水浸一宿，復曬收用，可免其毒。

蘇木

雷公云：出南海交州。凡使去粗皮并節。若中心文橫如紫角者，號曰木中尊色，其效倍常百等。

氣平，味甘、鹹。甘而酸、辛，性平。甘勝於酸辛，陽中之陰也。無毒。

《本草》云：主破血，產後血脹悶欲死者。排膿止痛，消癰腫瘀血，婦人月水不調，及血暈口噤。

《心》云：性平，甘勝於酸辛。去風，與防風同用。

《珍》云：破死血。

川楝子

氣寒，味苦，平。有小毒。

《本草》云：治傷寒大熱煩燥，殺三蟲疥瘍，利小便。杵細用。

潔古云：楝實入心經，止下部腹痛。又云：味酸、苦，陰中之陽。心暴痛者，非此不能除。

雷公云：凡採得，曝乾。酒拌令濕，蒸皮軟，剝去其皮，取肉留核。其核捶碎，用漿水煮一伏時。核、肉不并用。

樗木皮

丹溪云：臭椿根皮，性涼而能澀血。

《日華子》云：樗皮，溫，無毒。主疳痢，地榆同療，止瀉，縮小便，治腸風。入藥蜜炙用。

無花而不實、氣香者，爲椿；有花而莢、氣臭者，爲樗。

金櫻子

《圖經》云：江西、劍南、嶺外者爲勝。金櫻膏：以竹夾子摘取，於大木臼中杵去刺，皮爲兩片，去其子，以水淘洗過，搗爛，入大砂鍋，以水熬。不絕火熬，約水耗半，取出，澄濾過，熬似稀糖，每服一匙。

味酸、澀，性平，無毒。

入肝經。去刺及核，刷毛淨。《蜀本》曰：脾泄下痢，止便澀精。慎微曰：止遺泄，取其澀也。紅熟時，味甘不澀，全失本性。當取半黃者用。宗奭曰：霜熟時採，不爾令人利。丹溪曰：經絡隧道，以通暢爲和平。昧者取其澀性，煎膏食之，自不作靖，咎將誰執？

按　金櫻子，無故而服，以取快欲，則不可。若精不固者，用之何咎之有？

沈存中云：金櫻子止遺精，取其溫且澀。世之用者，待紅熟，取汁熬膏，大誤也。紅熟則卻失本性，今取半黃時採用。

烏藥

《圖經》云：今出臺州、衡州。似茶檟，白而軟，形如連珠者佳。

氣溫，味辛，無毒。

入足陽明經、少陰經。

《本草》云：主中惡心腹痛，蠱毒疰忤鬼氣，宿食不消，天行疫瘴，膀胱、腎間冷氣攻衝背膂。婦人血氣，小兒腹中諸蟲。又云：去猫涎極妙。烏藥葉及根，嫩時採作茶片，炙碾[1]，煎服，能補中益氣，偏止小便滑數。

1　碾：原誤作「娠」。據《湯液本草》卷五「烏藥」條改。

乾漆

《本草》云：生漢中川谷。崔豹《古今注》曰：乾漆乃漆桶中自然乾者，狀如蜂房孔。

氣溫、平，味辛。有毒。

《本草》云：主絶傷，補中，續筋骨，填髓腦，安五臟，治五緩六急，風寒濕痹。療咳嗽，消瘀血痞結腰痛，女子疝瘕。利小腸，去蛔蟲。生漆，去長蟲。半夏爲之使。畏雞子，忌油脂[1]。

《簡要濟眾[2]》治九種心痛，用乾漆一兩，炒煙淨，細研，醋煮，麴糊爲丸如梧桐子大。每服五丸至七丸，熱酒送下。

凡用須搗碎、炒煙盡，不損人腸胃。

皂莢

《本草》云：生雍州川谷。今處處有之。肥大者佳。牙皂最下。

氣溫，味辛、鹹，有小毒。引入厥陰經藥。

《本草》云：主風痹死肌邪氣，風頭淚出，利九竅，療腹脹滿，消穀，除咳嗽。治囊縮，婦人胞不落。明目、益精。可爲沐藥。不入湯。

《日華子》云：通關節，除頭風，消痰，殺勞蟲，治骨蒸，開胃，破堅癥腹中痛，能墮胎。柏實爲之使。惡麥門冬，畏空青、人參、苦參。

仲景治咳逆上氣、唾濁，但坐不得臥，皂莢丸主之。杵末，一物蜜丸桐子大，用棗湯服一丸，日三夜一。

《活人書》治陰毒，正陽散內用皂莢，引入厥陰也。用之有蜜炙、酥炙、燒灰之異，等分依方。

竹葉

氣平，葉辛。又苦、大寒。辛、平，無毒。

《本草》云：主咳逆上氣，溢筋，急惡瘍，殺小蟲，除煩熱，風痙，喉痹，嘔吐。仲景竹葉湯，用淡竹葉。

1　脂：原作“醋”。據《證類本草》卷十二“乾漆”條改。
2　濟眾：原作“方”。據《證類本草》卷十二“乾漆”條改。

《心》云：除煩熱，緩皮而益氣。

《珍》云：陰中微陽，涼心經。

竹茹

氣微寒，味苦。

《本草》云：主嘔嘔，溫氣寒熱，吐血崩中，溢筋。

淡竹葉

氣寒，味辛，平。

《本草》云：主胸中痰熱，咳逆上氣。

《藥性論》云：淡竹葉，主吐血，熱毒風。壓丹石藥毒，止渴。

《日華子》云：淡竹及根，消痰，止熱狂煩悶，中風失音不語，壯熱頭痛、頭風，并懷孕婦人頭旋倒地，止驚悸，溫疫迷悶，小兒驚癇天吊。莖、葉同用。見《局方本草》。

竹瀝

丹溪云：竹瀝，《本草》言大寒。泛觀其意，以與石膏、黃芩、黃連等同類。而諸方治胎前產後諸病，及金瘡口噤，與血虛自汗、消渴尿多，皆是陰虛之病，無不用之。產後不礙[1]虛，胎前不損子。夫何世俗因"大寒"二字，棄而不用，縮手待盡，豈不哀哉？《內經》云：陰虛則發熱。夫寒而能補，正與病對。薯蕷寒而能補，世或用之。惟竹瀝因大寒而置疑，是猶因盜嫂受金，而棄陳平之國士也。殊不知竹瀝味甘、性緩，能降陰虛之有大熱者。大寒言其功也，非以氣言也。幸相與評其可否。若曰不然，世人食笋，自幼至老，何無一人因笋之寒而病？瀝即笋之液也，況假于火而成者，何寒如此之甚？又云：竹瀝滑痰，非佐以薑汁，不行經絡。痰在四肢，非竹瀝不開；痰在皮里膜外，非竹瀝、薑汁不可除；痰在膈間，使人顛狂，宜用竹瀝。風痰亦宜用。其功又能養血。

荆瀝

味苦，氣溫，無毒。

---

1 礙：原誤作"得"。據《本草綱目》卷三十七"竹"條"產後不礙虛"改。

虛痰用竹瀝，實痰用荆瀝。二味開經絡，行血氣，俱用薑汁助送。

《唐本》注云：此卽作筆杖者，俗名黃荆是也。

按　《漢書·郊祀志》以牡荆莖爲幡竿。今所在皆有之。

陳藏器云：荆木取莖截，於火上燒，以物取而飲之。去心悶煩熱，頭旋目眩，卒暴失音，小兒驚癇。除消渴，痰唾。

茗苦茶　早採爲茶　晚採爲茗

氣微寒，味苦、甘，無毒。

入手足厥陰經。

主發散，降火，清頭目，除痰熱，下逆氣，消宿食，利小便，令人少睡。然去人脂，暗中損人不少。空心尤宜忌之。惟飲食後，濃茶漱口，卽去煩膩，且苦能堅齒、消蠱，不妨。治陰證湯藥內用此，去格拒之寒，及治伏陽，大意相似。茶苦，《經》云“苦以泄之”。其體下行，如何是清頭目？

郭璞云：早採爲茶，晚採者爲茗。其名有五：一曰茶，二曰檟，三曰蔎，四曰茗，五曰荈。今不分説矣。十年茶用頭醋煎服，治心痛不可忍者。

秦皮

《圖經》云：生廬江川谷。二月、八月[1]採根皮，陰乾。其皮有白點而不粗錯，俗呼[2]爲自[3]樺木。不開花實。取皮漬水碧色，書紙看之青色，此爲真也。其木大都似檀，葉如匙頭許大[4]而不光。

氣寒，味苦，無毒。

《液》云：主熱利下重，下焦虛。《經》云：以苦堅之。故用白頭翁、黃蘗、秦皮，苦之劑也。治風寒濕痹，目中青翳白膜，男子少精，婦人帶下，小兒驚癇。宜作湯洗目。俗呼爲白樺木。取皮漬水，浸出青藍色。與紫草同用，以增光暈尤佳。大戟爲之使。惡吳茱萸。

---

1 月：原誤作“日”。據《證類本草》卷十三“秦皮”條改。

2 呼：原脫。據《證類本草》卷十三“秦皮”條引《圖經》補。

3 自：《證類本草》卷十三“秦皮”條亦作“自”。《本草綱目》卷三十五“秦皮”條與《湯液本草》卷五“秦皮”條均作“白”。

4 許大：原誤作“虛火”。據《證類本草》卷十三“秦皮”條引《圖經》改。

松節

丹溪云：松屬陽金。用其節炒焦，治筋骨間病。能燥血中之濕。松花多食，能發上焦熱病。

《日華子》云：松節無毒。治腳軟，骨節風痛。

《藥性論》云：松脂，味甘，平。殺蟲用之。主耳聾，牙有蟲孔。少許用之不落，蟲自死。能貼諸瘡，煎膏生肌止痛，抽風除濕。

楓香脂

丹溪云：楓香屬金而有水與火，性疏通，故木易有蟲穴。其液名白膠香，為外科家要藥。近世不知，誤以為楓脂之明瑩者，甚失本經之意。

《本草》云：味辛、甘，平，無毒。《爾雅疏》云：楓木厚葉柔枝，善搖，一名攝攝，言天風則鳴攝攝也。

胡桐淚[1]

《日華子[2]》云：出肅州，狀如黃礬，得水便消，似消石也。冬月採之。今西番亦有商人貨之者。

味鹹，氣寒，無毒。

《珍》云：瘰癧非此不能除。

《本草》云：味咸、苦，大寒，無毒。主大毒熱，心腹煩滿，水和服之取吐。又主牛馬急黃、黑汗，水研三二兩灌之，立瘥。

《日華子》云：治風蚘[3]牙齒痛，殺火毒并犬毒。

《海藥[4]》云：主風疳䘌，齒牙疼痛，骨槽風勞。能軟一切物。多服令人吐。又為金銀焊藥。

---

1 胡桐淚：“胡”，原作“梧”，此沿襲《湯液本草》卷五“梧桐淚”之誤，今據《證類本草》卷十三“胡桐淚”改。梧桐、胡桐並非一物，本條內容均屬胡桐淚，然文獻出處多處誤注。

2 日華子：此下內容非《日華子本草》文，乃據《證類本草》卷十三“胡桐淚”所引《唐本草》及蜀本《本草圖經》糅合而成。

3 蚘：原作“蟲”，據《證類本草》卷十三“胡桐淚”引《日華子》改。

4 藥：原作“藏”，據《證類本草》卷十三“胡桐淚”引《海藥》改。

杉材

陶隱居云：杉材微溫，無毒。出南郡，深山中多有之。削作片，煮以洗滌瘡，妙。

丹溪云：杉材屬陽金而有火。用節作湯浸洗，以治脚氣腫痛。言用屑者，非也。

五倍子

丹溪云：五倍子屬金與[1]水。嚙口中，善收頑痰有功。且解諸熱毒。

《本草》云：味苦、酸，平，無毒。療齒宣疳䘌，肺藏風毒，流溢皮膚，作風濕癬瘡，瘙癢膿水，五痔下血不止。小兒面鼻疳瘡。一名文蛤。在處有之。

---

1 與：原字漫漶。據《本草衍義補遺》“五倍子”條補正。

卷 之 三

潛庵居士輯

穀　部

粟米

《本草》云：粟米，味鹹，微寒，無毒。主養腎氣，去胃脾中熱。陳者味苦。

陶隱居云：江東所種，其粒細於粱米。三五年者爲湯，解煩悶。

丹溪云：粟屬水與土。陳者硬而難化。惟得漿水則易化。陳廩米，卽多年倉廩中香黃者，主開胃氣，除煩渴，止泄。

《千金方》云：粟米治反胃，食卽嘔吐者，以米作粉，和水丸如梧桐子大，淡醋湯吞下十一丸，卽好。

糯米

味甘，氣溫，無毒。

主溫中益氣，止反胃，堅大便。

杵頭糠：治卒噎。

粳米

氣微寒，味甘、苦，甘、平，無毒。

入手太陰經，少陰經。

《液》云：主益氣，止煩、止渴、止泄。與熟雞頭[1] 相合，作粥食之，可以益精強志，耳目聰明。本草諸家共言益脾胃，如何白虎湯用之入肺？以其陽明爲胃之經，色爲西方之白，故入肺也。然治陽明之經，卽在胃也。色白，味甘寒，入手太陰。又少陰證桃花湯用此，甘以補正氣。竹葉石膏湯用此，甘以益不足。

《衍義》云：平和五臟，補益胃氣，其功莫逮。然稍生則復不益脾，過熟則佳。

孟詵云：陳倉米，曰稟。作乾飯食之，止痢。

《日華子》云：補中，壯筋骨，厚腸胃。

1　熟雞頭：指芡實煮熟。芡實一名雞頭米。

赤小豆

《圖經》云：赤小豆，今江淮多種。

氣溫，味辛、甘、酸。陰中之陽。無毒。

《本草》云：主下水，排膿，寒熱熱中，消渴，止泄，利小便，吐逆卒澼，下脹滿。又治水腫，通健脾胃。久食則虛人，令人黑瘦枯燥。

赤小豆花：能治宿酒渴病。即腐婢也。花有腐氣，故以名之。與葛花末服方寸匕，飲酒不知醉。氣味平、辛。

大豆黄卷

氣平，味甘，無毒。

主濕痹筋攣，膝痛。是以生豆爲蘖，待其芽出，便曝乾用。方書名黄卷[1]皮。產婦藥中用之，性平。

《食療[2]》云：黄卷長五分者，破婦人惡血良。

黑大豆

氣平，味甘。

《本草》云：塗癰腫。煮汁飲，殺鬼毒，止痛。解烏頭毒，除胃中熱痹。傷中淋露，逐水脹，下瘀血。久服令人身重。炒令黑，烟未斷，熱投酒中。治風痹癱瘓，口噤，產後諸風。惡五參、龍膽。得前胡、烏喙、杏仁、牡蠣良。

豆腐食多，蘿蔔能消。

《日華子》云：調中下氣，通關脉，制金石藥毒。治牛馬溫毒。

大麥蘖

氣溫，味甘、鹹，無毒。

丹溪云：麥蘖行上焦之滯血，腹中鳴者用之。

《象》云：補脾胃虛，寬腸胃，先杵細，炒黄，取麫用。

---

1 黄卷：原誤作"黄芩"。據《證類本草》卷二十五"生大豆"條引《圖經》云"方書名黄卷皮"改。

2 食療：原誤作"金療"。據此下引文來自《證類本草》卷二十五"大豆黄卷"條引《食療》改。

《本草》云：能消化宿食，破癥結冷氣，去心腹脹滿，開胃，止霍亂，除煩去痰，治產後秘結，鼓脹不通。

小麥

氣微寒，味甘，無毒。

《本草》云：除熱，止燥渴咽乾，利小便，養肝氣，止漏血、唾血。青蒿散有小麥百粒，治大人小兒骨蒸肌熱，婦人勞熱。

丹溪云：麪熱而麩涼。

《聖惠方》：治煩熱，少睡多渴，用小麥作飲湯食之。

白麪：益氣力，厚腸胃，易生濕熱，蘿蔔汁解。

《日華子》云：麥蘗，溫中下氣，開胃，止霍亂，除煩消痰。能催生落胎。

神麴

氣溫，味甘。

入足陽明經。

《象》云：消食，治脾胃食不化，須於[1]脾胃藥中少加之，微炒黃用。

《珍》云：益胃氣。

六月六日造，名神麴者，諸神集會此日故也。

《本草》云：療臟腑中風氣，調中下氣，開胃、消宿食。主霍亂，心膈氣，痰逆。除煩，破癥結，及補虛，去冷氣，除腸胃中塞，不下食。令人好顏色。落胎，下鬼胎。又能治小兒腹堅大如盤，胸中滿。胎動不安，或腰痛搶心，下血不止。火炒以助天五之氣[2]。入足陽明。

按　神麴消食，勝於麥芽。第須修造如法，炒用爲善。五月五日，麴五斤，象白虎；蒼耳葉汁一碗，象勾陳；野蓼汁一碗，象騰蛇；青蒿汁一碗，象青龍；杏仁五兩及北方河水，象玄武；赤小豆煮熟去皮四兩，象朱雀。一如造麴法。曬黃，懸風處，經年用。

《傷寒類要》云：傷寒飲食勞復，以麴一兩，煮水飲之。

1　於：原誤作“史”。據《湯液本草》卷六“神麴”條改。
2　天五之氣：在源於“河圖”的生數、成數中，土居中，其數五。天五之氣，卽土氣。

香豉

陶隱居云：出襄陽、錢塘者，香美。

氣寒，味苦。陰也，無毒。

入肺經。

《珍》云：去心中懊憹煩燥。

《本草》云：主傷寒頭痛、寒熱。傷寒初覺頭痛內熱，脉洪，起一二日，便作此加減葱豉湯：葱白一虎口，豉一升，綿裹。以水三升，煎取一升，頓服取汗。若不汗，加葛根三兩，水五升，煮二升，分二服。又不汗，加麻黃三兩去節。

按　豉能升能散。得葱則發汗，得鹽則能吐，得酒則治風，得薤則治痢，得蒜則止血，炒熟又能止汗，亦麻黃根節之義也。須如法自造爲勝。大黑豆，擇黑而小者，不拘多少，煮爛撈起，乘熱鋪在無風處，四圍上下用黃荊葉緊護之。數日，取開，豆上生黃衣已遍，取出曬一日，次日溫水洗過。或用紫蘇葉切碎和之，烈日曝十分乾，瓷器收貯，密封聽用。主傷寒，時疫瘴氣，惡毒寒熱，燥煩滿悶，及發汗解表藥宜用之。

《日華子》云：主治中藥毒氣，瘧疾骨蒸。

白扁豆

味甘，性微溫，無毒。

入脾經。隱居曰：和中下氣。

時珍曰：止泄痢，消暑氣，暖脾胃，除濕熱，止消渴。

按　扁豆甘溫，與太陰相宜，故能通理三焦，化清降濁。須入藥爲佐使則佳。單食、多食，反能滯氣。陶云“下氣”，似不可解。解一切草木毒、酒毒、河豚毒。

《日華子》云：平。補五臟。葉敷蛇蟲咬。

大麻子

味甘，性平，無毒。

成聊攝云：《內經》曰：脾欲緩，急食甘以緩之。麻子、杏仁之甘，緩脾而潤燥。

海藏云：入足太陰經、手陽明經。汗多、胃熱、便難，三者皆因燥熱而亡津液，故曰脾約。約者，約束之義。《經》云：燥者潤之。故仲景以麻子仁潤足太陰之燥及通腸也。

《衍義》云：海東來者最勝。大如蓮實，出毛羅島。

《日華子》云：主補虛勞，逐一切風，去皮膚頑痺，下乳，止消渴。催生，治橫逆産。

麻根：煮服，通石淋，逐損折瘀血。

畏牡蠣、白薇。惡白茯苓。

酒

氣大熱，味苦、甘、辛。有毒。

《本草》云：主行藥勢，殺百邪惡毒氣。能行諸經不止，與附子相同。味辛者能散，味苦者能下，味甘者居中而緩也。爲導引，可以通行一身之表，至極高之分。若味淡者，則利小便而速下。大海或凝，惟酒不冰。三人晨行，遇大寒，一人食粥者病，一人腹空者死，一人飲酒者安。則知其大熱也。

海藏云：古人惟以麥造麴釀黍，已爲辛熱有毒，嚴戒如此。況今之醞者，加以烏頭、巴豆、薑、桂之類大毒大熱之藥，以增其氣味，益加辛熱之餘烈，豈不傷衝和、損精神、涸榮衛、竭天癸、夭人壽耶？

丹溪云：本草止言其熱而有毒，不言其濕熱。濕中發熱，近於相火。大醉後振寒戰慄者可見矣。又云，酒性喜升，氣必隨之。痰鬱於上，溺澀於下。肺受賊邪，金體大燥。恣飲寒涼，其熱內鬱。肺氣得熱，必大傷耗。其始也病淺，或嘔吐，或自汗，或瘡疥，或鼻齇，或自泄，或心脾痛，尚可散而出也。其久也病深，或爲消渴，爲内疽，爲肺痿，爲内痔，爲鼓脹，爲失明，爲哮喘，爲勞嗽，爲癲癇，爲難名之病。倘非具眼，未易處治，可不謹乎！

陳藏器云：諸酒有毒。酒漿照人無影者不可飲。酒不可合乳飲之，令人氣結。酒忌諸甜物。

《日華子》云：糟，治撲損瘀血，浸洗凍瘡。

苦酒　一名醋　一名醯

氣溫，味酸，無毒。

《液》云：斂咽瘡，主消癰腫，散水氣，殺邪毒。

丹溪云：醋，酸漿，甘。以之調和諸藥，盡可適口。若和魚肉，其致疾以漸，人所不知。酸，收也；甘，滯也。人能遠之，亦卻疾之一端也。

陳藏器云：醋，治産後血暈，除堅積，破癥結，多食損筋骨。

清頭目而上行，散諸邪而發表。

飴 即膠飴

海藏云：即濕餳糖也。

氣溫，味甘，無毒。

入足太陰經。

成聊攝云：《内經》云：脾欲緩，急食甘以緩之。膠飴、大棗之甘以緩中也。

《液》云：補虛乏，止渴，去血。以其色紫，凝如深琥珀色，謂之膠飴。色白而枯者，非膠飴，即餳糖也，不入藥用。中滿不宜用。嘔家切忌。爲足太陰經藥。仲景謂嘔家不可用建中湯，以甘故也。

丹溪云：飴屬土，成之於火，大發濕中之熱。

《衍義》云其"動脾風"，是言其末而遺其本也。

《日華子》云：膠飴益氣力，消痰止嗽，并潤五臟。

卷之四

潛庵居士輯

菜　部

荆芥穗

《本草》云：一名薑芥。生漢中川澤。

氣溫，味辛、苦。入肝經。惡驢肉、河豚。

《本草》云：辟邪毒，利血脉，通宣五臟不足氣，能發汗，除勞渴。杵，和醋封毒腫。去枝梗，手搓碎，用治產後血暈如神。動渴疾。多食熏五臟神。破結氣。

《經》曰：鼠瘻、瘰癧，破結聚，下瘀血，除濕痹[1]。甄權曰：口眼喎斜，瘑痹，心虛，忘事，辟邪氣。士良曰：傷寒頭痛，頭旋目眩，手足筋急。大明曰：消食醒酒。蘇頌曰：疥瘡，婦人血風。孟詵曰：產後中風。好古曰：搜肝氣。時珍曰：散風熱，清頭目，利咽喉，消瘡腫，治項強，療諸血。

按　荆芥治風，賈相國稱爲再生丹，許學士謂有神聖功，戴院使命爲產後要藥，蕭存敬呼爲一撚金，陳無擇隱其名爲舉卿古拜散。夫豈無故而得此隆譽哉！雖然，用之者亦必審其理。今人但遇風症，輒用荆、防，此流氣散之相沿耳。不知風在皮裏膜外者，荆芥主之，非若防風之入人骨肉也。

燒灰，止便血如神。

薄荷　又名雞蘇　龍腦

葉小如金錢者佳。

氣溫，味辛、苦。辛，涼。無毒。

入手太陰經、厥陰經。

《象》云：能發汗，通骨節，解勞乏。與薤相宜。新病瘥人勿多食，令虛汗出不止。去枝梗，搓碎用。

《心》云：上行之藥。

產蘇州者良。《唐本》曰：傷寒發汗，惡氣脹滿，宿食。甄權曰：通利關節，破血，止痢。大明曰：中風失音，吐痰。蘇頌曰：頭腦風，小兒風涎。潔古曰：

1　痹：原誤作“疸”。據《證類本草》卷二十八“假蘇”條引《本經》改。

去高巔風熱。東垣曰：清頭目，除風熱。時珍曰：利咽喉，口齒，瘰癧，疥疹[1]，貓咬，蜂螫，蛇傷。

　　按　薄荷清輕而浮，能引諸藥入榮衛以疏結滯之氣。多服使人心氣不足。《經驗方》：治耳痛，用龍腦薄荷汁點入耳中。

乾薑

陶隱居云：乾薑出臨海章安兩三村。可曬乾。

氣熱，味大辛。辛，大熱。味薄氣厚，陽中之陽也。辛溫，無毒。

《象》云：治沉寒痼冷，腎中無陽，脉氣欲絕。黑附子爲引，用水煎二物，名薑附湯。亦治中焦有寒。水洗，慢火炮。

《心》云：發散寒邪。如多用則耗散元氣。辛以散之，是壯火食氣故也。須以生甘草緩之。

《本草》云：主胸滿，咳逆上氣，溫中止血，出汗，逐風濕痹，腸澼下利，寒冷腹痛，中惡霍亂脹滿，風邪諸毒，皮膚間結氣，止唾血。生者尤良。主胸滿，溫脾燥胃，所以理中，其實主氣而泄脾。

易老云：乾薑能補下焦，去寒，故四逆湯用之。乾薑本味辛，及見火候，稍苦，故止而不移，所以能治里寒。非若附子行而不止也。理中湯用此者，以其四順也。

或云：乾薑味辛熱，人言補脾，今言泄而不言補者，何也？東垣謂“泄”之一字，非泄脾之正氣也，是泄脾中寒濕之邪，故以薑辛熱之劑燥之，故曰泄脾也。

《主治秘訣》云：性熱，味辛，氣味俱厚，半浮半沉，可升可降，陽中陰也。其用有四：通心氣、助陽，一也；去臟腑沉寒，二也；發散諸經之寒氣，三也；治感寒腹痛，四也。又云：辛溫，純陽。

東垣曰：生則逐寒邪而發表，炮則除胃冷而守中。多用散氣，須生甘草緩之。好古曰：寒痞，目久赤。或言辛熱。丹溪曰：血虛發熱、産後大熱者用之。止吐血、痢血，須炒黑用。時珍曰：能引血藥入血，氣藥入氣。去惡養新，有陽生陰長之意。故血虛吐衄下血者用之，乃熱因熱用，從治之法也。

1　疥疹：《本草綱目》卷十四“薄荷”條原作“瘡疥，風瘙癮疹。”

丹溪云：治血虛發熱，須以補陰藥同用。入肺中利肺氣，入腎中燥下濕。入氣分，引血藥以生血。

按　保升曰：久服目暗。《太清外術》曰：孕婦勿食乾薑，令胎内消。此皆爲平人言耳。若涉虛寒，此爲要藥。

《外台秘要》云：治寒瘧，用乾薑、高良薑等分，爲末，每服一錢，水二鍾，煎八分服。

炒黑存性，治産後血虛發熱。吐衄下血，用之引血歸經。

生薑

陶隱居云：生薑荆州出，九月採。

氣溫，味辛。辛而甘，微溫。氣味俱輕，陽也。

《象》云：主傷寒，頭痛鼻塞，咳逆上氣，止嘔吐，治痰嗽。生與乾同治。與半夏等分，治心下急痛，剉細用。

成聊攝云：薑、棗味辛、甘，固能發散，而又不特專於發散之用。以脾主爲胃行其津液，薑、棗之用，專行脾之津液而和榮衛者也。

潔古云：生薑，性溫，味辛甘。氣味俱厚，浮而升，陽也。其用有四：制厚朴、半夏毒，一；發散風邪，二；溫中去濕，三；益脾胃藥之佐，四。東垣云：生薑爲嘔家之聖藥。辛以散之，嘔爲氣不散也。此物能行陽而散氣。又云：生薑消痰下氣，益脾胃，散風寒，主傷寒頭痛鼻塞，通四肢關節，開五臟六腑。又云：生薑與大棗同用，調和脾胃。辛溫，與芍藥同用，溫經散寒。

海藏云：孫真人言"生薑爲嘔家聖藥"。或問東垣曰：生薑辛溫入肺，如何是開胃口？俗指心下爲胃口者，非也。咽門之下，受有形之物，係胃之系[1]，便爲胃口。與肺同處，故入肺而開胃口也。又問曰：人言夜間勿食生薑，食則令人閉氣，何也？曰：生薑辛溫，主開發，夜則氣本收斂，反食生薑開發其氣，則違天道，是以不宜食。此以平人論之可也，若有病則不然也。薑屑比之乾薑不熱，比之生薑不潤，以乾生薑代乾薑者，以其不僭也。

珍曰：生用發散，熟用和中。

按　生薑，辛入肺。肺氣暢，一身之氣皆爲吾使，中焦之元氣定，而脾胃

1　係胃之系："係"，有"是""乃"之意。"系"，義爲"聯屬、連綴"。

出納之令行，邪氣不能容矣。凡中風、中暑、中氣、中毒、中惡、中酒、食厥、痰厥、屍厥、冷厥、霍亂、昏運，一切卒暴之病，得之立救。且開鬱回陽，鬼魅不敢近。

《本草》云：秦椒爲之使。殺半夏、莨菪[1]毒。惡黃芩、黃連、天鼠糞。

紫蘇 雙面紫者佳

味辛，性溫，無毒。

入肺經。忌鯉魚。

隱居曰：下氣，除寒。大明曰：脹滿霍亂轉筋，開胃，止脚氣，通大小腸。甄權曰：殺魚肉毒。宗奭曰：今人朝暮食紫蘇，所謂芳草致豪貴之疾者，此也。脾胃寒人多致滑泄。汪機曰：久服泄真氣。時珍曰：發表寬中，消痰利肺，和血止痛，定喘，安胎。大明曰：蘇子主痰嗽喘急，止吐下氣，利二便，破癥結。

按　紫蘇發散宜葉，行氣宜梗，微有辨別，不得混[2]。

《金匱方》：治食蟹中毒，紫蘇煮汁飲之。

解熱鬱之口臭。

白芥子

《圖經》云：芥子：生河東。微炒碾碎，能通利五臟。

味辛，性溫，無毒。

入肺經。

隱居曰：發汗，冷痰上氣，屍氣，暴風毒腫。丹溪曰：痰在皮里膜外，非白芥子不能達。時珍曰：辛能入肺，溫能發散，故有利氣豁痰，溫中開胃之功。

按　白芥子大辛大散，中病即已。久用散真氣，令人眩運損目。

久瘧蒸成癖塊，須此敷。除痓氣、射工，亦堪研傅。

茄子

《本草》云：茄子，味甘，氣寒。多食損人，動氣發瘡及痼疾。

---

1 莨菪：原誤作"莨岩"。據《證類本草》卷八"生薑"條引《本經》改。
2 混：原作"溷"。此處同"混"。

丹溪云：茄屬土，故甘而喜降，大腸易動者[1]忌之。實之裂者，燒灰以治乳裂。蒂木燒灰，以治口瘡。皆甘緩火之意。

《圖經》曰：茄根，治筋急拘攣疼痛，可洗凍脚瘡。

乾茄根，飯上蒸過，治諸毒氣風溫在骨節中，不能屈伸。

葱白

氣溫，味辛，無毒。

入手太陰經、足陽明經。

《液》云：以通上下之陽也。《活人書》：傷寒頭痛如破，連須葱白湯主之。

《心》云：通陽氣。辛而甘，氣厚味薄，陽也。發散風邪。

《本草》云：葱實，主明目，補中不足。其莖白，平，可作湯，主傷寒寒熱，出汗，中風，面目腫。傷寒骨肉痛，喉痹不通，安胎，歸目，除肝邪氣。安中，利五臟，益目精，殺百藥毒。葱根：主傷寒頭痛。葱汁：平、溫，主溺血。解藜蘆毒。管：吹鹽入玉莖內，治小便不通。莖葉：搗爛，烙熱，傅打撲損傷，冷卽再易。

孟詵云：多食發氣，上衝人五臟。開骨節，出汗。

《日華子》云：葱殺一切魚肉毒。不可以同蜜食。

熨心腹急痛。功專發散，多食昏神。

蒜

味辛，氣溫。有小毒。

主消穀、化肉，破冷氣，辟瘟疫瘴氣及蠱毒、蛇蟲諸毒，中暑、霍亂腹痛。久食傷肝損目，令人面無顏色。

丹溪云：大蒜屬火，性熱喜散，善化肉。故食肉者喜用之。多在暑月，其傷氣之禍，積久自見；化肉之功，不足言也。有志於養生者，宜自思之。

治瘧方：用蒜於五月五日，不拘多少，研極爛，和黃丹少許，以聚爲度，丸如雞頭子大，每服一丸，新汲水面東服，至妙。

1　大腸易動者：原作“火府易動者”。《本草衍義補遺》“茄”條作“火府者也，易種者”，均欠通。今據《本草綱目》卷二十八“茄”條所引改。

韭白

氣溫，味辛、微酸，無毒。

《本草》云：歸心。安五臟，除胃中熱，利病人。可久食。子：主夢泄精，溺白。根：養髮。陰物變爲陽。

丹溪云：韭屬金而有水與土。其性急，研取其汁，冷飲，細細呷之，以下膈中瘀血甚效。

子：止精滑、溺白。燒煙吸，齒去蟲[1]。

《衍義》云：韭春食則香，夏食則臭。多食則昏神。不可與蜜同食。

《食醫心鏡》云：正月節食五辛，以辟厲氣。蒜、葱、韭、薤、薑是也。

薤白　薤本作䪥　音械

氣溫，味苦、辛。無毒。

入手陽明經。

《本草》云：主金瘡瘡敗，輕身不飢，耐老。除寒熱，去水氣，溫中散結，利病人。諸瘡中風寒水腫，以此塗之。下重者，氣滯也。四逆散加此，以泄氣滯。

《心》云：治泄痢下重，下焦氣滯，泄滯氣。

《日華子》云：薤能止久痢、冷瀉。不可與牛肉同食，令人生癥瘕病。

萊菔

蕭炳云：萊菔，今謂蘿蔔是也。寬中，利五臟惡氣。制麪毒。不可與地黃同食。

《衍義》云：散氣用生薑，下氣用萊菔。

丹溪云：萊菔根，屬土而有金與水。《本草》言煮食之，大下氣。往往見煮食之，多者停膈間，成溢飲病。以其甘多而辛少也。其子有推牆倒壁之功。

蘿蔔子

味甘、辛，氣溫，無毒。

---

1 齒去蟲：《本草綱目》卷二十六“韭”條作“煙熏蟲牙”，供參考。

主下氣消穀，去痰嗽，解麪毒。水研服，吐風痰。醋研塗，消腫毒。根、葉同功。多食滲人血。

孫真人云：卽昔謂萊菔子是也。久服耗榮衛，令人髮早白。

瓜蒂

氣寒，味苦，有毒。

《本草》云：治大水，身面四肢浮腫，下水，殺蠱毒。咳逆上氣，及食諸果，病在胸腹中者，皆吐下之。去鼻中息肉，療黃疸，鼻中出黃水。除偏頭痛有神。頭目有濕宜此。瓜蒂苦，以治胸中寒，與白虎同例，俱見知[1]母條下。與麝香、細辛同爲使。治久不聞香臭。仲景鈐方：瓜蒂一十四個，丁香一個，黍米十九粒，爲末，含水搐一字，取下。

丹溪云：瓜蒂，俗呼爲苦丁香。性急，損胃氣。吐藥不爲不多，胃弱者勿用。設有當吐之證，以它藥代之可也。病後、產後，尤宜深戒之。仲景有云：諸亡血虛家，不可與瓜蒂。

《衍義》云：瓜蒂，卽甜瓜蒂也。不拘多少，爲細末，每用二錢，膩粉一錢，和勻，量疾虛實，或以一錢、二錢，新汲水調灌之，吐中風、纏喉風，痰涎吐出卽愈。

冬瓜

味甘，微寒。

丹溪云：冬瓜性急而走。久病與陰虛者忌之。《衍義》以其分散癰疽毒氣，有從於走而性急也。

《千金方》云：小兒渴，搗冬瓜汁飲之。

夏月生痱，可摩。食魚中毒，可解。

莧

《本草》云：味甘，大寒，無毒。孟詵[2]云：補氣，除熱。其子明目。九月霜後採之。

---

1 知：原誤作“如”。據《湯液本草》卷六“瓜蒂”條改。
2 詵：原誤作“銑”。據《證類本草》卷二十八“莧實”條引“孟詵”改。

《本草》云[1]：利大小便。然性寒滑故也。又其節葉間有水銀。

丹溪云：本草分六種，而馬莧在其數。然馬莧自是一種，餘莧皆人所種者。下血而又入血分，且善走。紅莧與馬齒莧同服，下胎妙。臨産時煮食之，易産。

陳藏器云：忌與鱉同食。以鱉剉細，和莧放于近水濕地處，則變小鱉，可信驗矣。

---

1 本草云：此下乃馬齒莧之内容，本書混同於莧矣。

卷之五

潛庵居士輯

果　部

大棗

氣溫，味甘。氣厚，陽也。無毒。

聊攝云：甘者，脾之味也。大棗之甘，益土而勝水。

東垣云：甘以補脾經不足，溫以緩陰血。又云：和陰陽，調榮衛，生津液。

《液》云：主養脾氣，補津液，強志。三年陳者核中仁，主腹痛惡氣，卒疰忤，治心懸。《經》云：助十二經脉，治心腹邪氣，和百藥，通九竅，補不足氣。生者多食，令人腹脹注泄。蒸熟食，補腸胃，肥中益氣。中滿者勿食甘。甘者令人中滿。故大建中湯心下痞者，減餳、棗，與甘草同例。

生棗

味甘、辛。

多食令人多寒熱。羸瘦者不可食。葉覆麻黃，能令出汗。生河東平澤。殺烏頭毒。

陳皮

氣溫，味微苦。辛而苦，味厚，陰也。無毒。

《象》云：能益氣，加青皮減半，去滯氣，推陳致新。若補脾胃，不去白；若理胸中滯氣，須去白。

《心》云：導胸中滯氣，除客氣。有白术則補脾胃，無白术則瀉脾胃。然勿多用也。

《珍》云：益氣利肺。有甘草則補肺，無甘草則瀉肺。

《本草》云：主胸中痰熱逆氣，利水穀。下氣，止嘔、咳。除膀胱留熱停水、五淋，利小便。主脾不能消穀、氣衝胸中，吐逆霍亂，止瀉，去寸白蟲。能除痰，解酒毒。海藏治酒毒，葛根陳皮茯苓甘草生薑湯。手太陰氣逆，上而不下，宜以此順之。白檀爲之使。其芳香之氣，清奇之味，可以奪橙也。

《日華子》云：皮，止嗽，破癥瘕痃癖，解飲酒人口氣。

同竹茹，治呃逆因熱；同乾薑，治呃逆因寒。

青皮

氣溫，味辛。苦而辛，性寒，氣厚，陰也。

入手少陽經。

《象》云：主氣滯，消食，破積結膈氣，去穰。

《心》云：足厥陰經引經藥也。有滯氣則破滯氣，無滯氣則損真氣。

《主治秘訣》云：性寒，味苦。氣味俱厚，沉而降，陰也。其用有五：足厥陰、少陽之分有病則用之，一也；破堅癖，二也；散滯氣，三也；去下焦濕，四也；治左腎有積氣，五也。破滯、削堅積，皆治在下效。引藥至厥陰之分，下食入太陰之倉。

海藏云：青皮與橘皮一種。青皮，小而未成熟者。成熟而大者，橘也。因色紅，故名紅皮。以藏日久者佳，故名陳皮。如枳實、枳殼一種：實則小而青色，未花未穰；殼大而黃紫色，已穰。故殼高而治胸膈，實低而治心下。與陳皮治高、青皮治低同意。潔古曰：破堅癖，走下焦，治肝氣。丹溪曰：怒氣鬱積、小腹痛，炒黑則入血也。

按　青皮猛銳，不宜多用久用。最能發汗，人罕知之。橘皮採時色已紅熟，如人至老成，則烈性漸減。收藏又復陳久，則多歷梅夏，而燥氣全消。溫中而不燥，行氣而不峻，中州勝劑也。

禹錫云：青皮醋妙，消積定痛。氣短者全禁。

芡實

《本草》云：味甘，無毒。益精強志，令耳目聰明。

丹溪云：芡屬土而有水。《經》云“補中”。《日華子》云[1]言“補胃”，《衍義》乃言不益脾胃。恐是當時有食之過量而爲病者，遂直書之，未之思爾。

乾柿

《本草》云：味甘、寒，無毒。主通鼻耳氣。腸澼不足。

丹溪云：柿屬金而有土，陰也。有收斂之義。止血、止嗽，亦可爲助。

《圖經》云：凡食柿，不可與蟹同。令人腹痛大瀉。

1　云：此字疑衍。

柿蒂：療呃逆。柿霜：治勞嗽。

荔枝子

《本草》云：味甘，無毒。止渴，益人顏色。

丹溪云：荔枝子，屬土而有金與木。多食發熱。《衍義》謂發虛熱，蓋小試爾。其核屬金，性燥熱。又云：荔枝肉，屬陽，主散無形質之滯氣，故消瘤贅赤腫者用之。知之苟不明，則錯用之而不應。

《衍義》云：核，慢火中燒存性，爲末，酒調一枚末服，治心痛及小腸氣。

安石榴

《圖經》云：子味甘、酸。其酸者能止痢。

丹溪云：石榴味酸，病人須戒之。以其性澀滯而汁戀膈成痰。蓋榴者，留也。

《藥性論》云：石榴皮，味酸澀，無毒。能治筋骨風，腰脚重。入烏鬚方用。花千瓣，研吹鼻中，卽止衄血。金瘡未愈，和陳石灰搗敷。

梨

《本草》云：梨，味甘、微酸，寒。出宣城。

丹溪云：梨，渴者宜之。梨者，利也。流利下行之謂也。《食療》謂產婦金瘡人忌之。蓋血虛也，戒之！

孟詵云：梨除客熱，止心煩。

解酒病，止火嗽，消痰。

橄欖

《本草》云：味甘、酸，氣溫，無毒。開胃，下氣，止瀉。

丹溪云：味澀而生甘。醉飽後宜之。然其性熱，多食能致上壅。解魚毒。喉中魚鯁，用此汁嚥。

胡桃

《本草》云：胡桃：味甘，性平，無毒。食之令人肥健，潤肌黑髮。

丹溪云：胡桃屬土而有火。性熱。《本草》言甘平，是無熱也。脫人眉，動風也，非熱何傷肺乎[1]？

乳糖　即蜂蜜

《衍義》云：乳糖，川、浙最佳，其味厚。其他次之。本出西戎。味甘、寒，無毒。治心腹熱脹。

丹溪云：石蜜，甘，喜入脾。其多之害，必生於脾。而西北人得之有益，東南人得之未有不病者，亦氣之厚薄不同耳。雖然，東南地下多濕，宜乎其得之爲害也；西北地高多燥，宜乎其得之爲益也。又云：糖多食能生胃中之火，此損齒之[2]因也，非土制水，乃濕土生火熱也。食棗多者，齒病齲，亦此意也。

桃仁

氣溫，味苦、甘，性平。苦重于甘，陰中陽也。無毒。

入手、足厥陰經。

《象》云：治大便血結、血秘、血燥。通潤大便。七宣丸中專治血結，破血。以湯浸，去皮、尖，研如泥用。

《心》云：苦以泄滯血，甘以生新血。故凝血須用。又去血中之熱。

《本草》云：主瘀血血閉，癥瘕邪氣。殺小蟲，止咳逆上氣，消心下堅。除卒暴擊血，通月水，止痛。

《衍義》云：老人虛秘，與柏子仁、大麻仁、松子仁等分，同研，熔白蠟和丸如桐子大，以少黃丹湯下。仲景治中焦蓄血用。

《典術》曰：桃者，五木之精也。今之作桃符着門上，厭邪氣，此仙木也。

花：味苦。陰乾，殺勞疰，除水腫、石淋，利大小二便。

治瘧，用桃仁一百枚去皮尖，於五月五日午時，細研成膏，入黃丹三錢，丸如梧桐子大，每服三丸，當發日，面北用溫酒吞下。如不飲酒，井花水服。

杏仁

氣溫，味甘、苦，冷利。有小毒。

---

1 非熱何傷肺乎：原作"非熱大腸肺也"。據《本草衍義補遺》"胡桃"條改。
2 齒之：原脫。據《本草衍義補遺》"糖"條補。

入手太陰經。

《象》云：除肺燥，治風燥在胸膈間。麩炒，去皮尖用。

《心》云：散結潤燥，散肺之風及熱，是以風熱嗽者用之。

《本草》云：主咳逆上氣雷鳴，喉痹，下氣，産乳金瘡，寒心賁豚，驚癇，心下煩熱，風氣往來，時行頭痛。解肌，消心下急。殺狗毒。破氣。王朝奉治傷寒氣上喘衝逆者，麻黃湯内加杏仁、陳皮。若氣不喘衝逆者，減杏仁、陳皮。知其能瀉肺也。

東垣云：杏仁下喘，用治氣也；桃仁療狂，用治血也。桃、杏仁俱治大便秘，當以氣血分之。晝則難便，行陽氣也；夜則難便，行陰血也。大腸雖屬庚爲白腸，以晝夜言之，氣血不可不分也。年虛人大便燥秘，不可過泄者，脉浮在氣，杏仁、陳皮；脉沉在血，桃仁、陳皮。所以俱用陳皮者，以其手陽明病，與手太陰俱爲表裏也。賁門上主往來，魄門下主收閉，故王氏言肺與大腸爲通道也。

《本草》云：杏仁去皮尖。得火良，惡黃芩、黃芪、葛根。解錫毒。

《本草》云：杏仁有兩仁者殺人，可以毒狗。

多服使人血溢，或至委頓，或瀉，或臍中出物。

烏梅

氣平，味酸。酸溫，陽也。無毒。

《象》云：主下氣，除熱煩滿，安心調中，治痢，止渴。以鹽爲白梅，亦入除痰藥，去核用。

《心》云：收肺氣。

《本草》云：主肢體痛，偏枯不仁，死肌。去青黑痣，惡疾。止下痢，好唾，口乾。去骨間熱。又方：治一切惡瘡肉出，以烏梅燒爲灰，杵末傅上，惡肉立盡。仲景治吐蚘下利，烏梅丸。

孟詵云：烏梅多食損齒。

陳藏器云：去痰，治瘧疾。

木瓜

隱居云：木瓜，山陰蘭亭尤多。

氣溫，味酸。

入手、足太陰經。

《本草》云：治脚氣濕痹邪氣，霍亂大吐下，轉筋不止。益肺而去濕，和胃而滋脾。

《衍義》云：木瓜得木之正，故入筋。以鉛白霜塗之，則失酸味，受金制也。此物入肝，故益筋與血。病腰腎脚膝無力，此物不可缺也。

東垣云：氣脱則能收，氣滯則能和。

雷公云：調榮衛，助穀氣是也。霍亂轉筋時，但呼其名，及書土作木瓜字，皆愈。

叔微曰：有患項強筋急，午後發，黃昏時定，先從足起少陰之筋，自足至項筋者，肝之合。日中至黃昏，陽中之陰，肺也。自離至兌，陰旺陽弱。《靈寶畢[1]法》云：離至乾，腎氣絕，肝氣弱。肝腎二藏受邪，故發於此時。用木瓜去瓤、没藥二兩，乳香二錢半，入瓜內縛定，飯上蒸爛，研成膏，每用三錢，入地黃汁半盞，無灰酒二盞，暖化溫服。好古曰：去濕和胃，滋脾益肺。

按　孟詵謂多食木瓜損齒及骨，伐肝之驗也。《埤雅》云：梨百損一益，楙百益一損。《詩》曰“投我以木瓜”，取其益也。楙，木瓜別名。

《日華子》云：木瓜止吐瀉，治奔豚及水腫脚氣。

榧

《衍義》云：榧實，生永昌。大如橄欖，殼色紫褐而脆。其中子有一重粗黑衣。其仁黃白色，嚼久漸甘美，過食多則滑腸。

丹溪曰[2]：實屬土與金，非火不可，多啖則熱矣。肺家果也。引火入肺，則大腸受傷。識者宜詳。其子治寸白蟲。

又，五痔人常如果食之，愈。過多則滑腸。

櫻桃

味甘，微熱，有小毒。

《圖經》云：洛中南都者，最勝。其色深紅者，謂之朱櫻。正黃明者，謂之蠟櫻。

1　畢：原作“秘”，據《道藏目錄詳注》卷四改。

2　丹溪曰：三字原無。此下引文出自《本草衍義》“榧”條。據本書體例補。後同不注。

《本草》云：多食令人吐、鼻出血。

丹溪曰：屬火而有土，性大熱而發濕。《本草》調中益脾。《日華子》云"令人吐"。《衍義》發明其熱，能致小兒之病。舊有熱病與嗽喘，得之立病，且有死者矣。司馬相如賦云"山朱櫻"，卽櫻桃也。又《禮記》謂之含桃，可薦宗廟。又王維詩云：纔是寢園春荐后，非干御苑鳥銜殘。

甘李根白皮

《時習》云：根皮，大寒。主消渴，止心煩，氣逆奔豚。

《藥性論》云：李根皮，治脚，下氣。李核仁，主踒折骨疼，女子小腹腫滿，利小腸水道。

枇杷葉

《衍義》云：枇杷葉：湖[1]南、北，二川皆有之。以其形如琵琶[2]，故名之。潤五臟，療婦人産後口乾。

味苦，氣平，無毒。刷去毛，蜜炙用。不爾射人肺。主卒嘔㘎不止，不欲食。下逆氣，治肺熱久嗽，止渴疾。

實：味甘、酸。滋潤五臟。少食止吐、止渴；多食發熱、發痰。

龍眼肉

味甘，氣平，無毒。肥白而綠者佳。去核用，主安神養血，補中歸脾，益智強魂，令人不忘。

《本草》云：主五臟邪氣。久服強魂聰明。今出閩、廣。

山查

隱居云：山查，生蜀川。俗名山里紅。

味甘、酸，氣微溫，無毒。色紅肉厚者佳。去核用。主健胃消食，行結氣

1　湖：原脫，則意思迥異。今據《本草衍義》卷十八"枇杷葉"條補。此前原文尚有"江東西"三字。

2　琵琶：原作"枇杷"。《本草衍義》同此。然旣以他物喻，不當仍用此名。《本草綱目》卷三十"枇杷"條作"其葉形似琵琶"，義長，據改。

滞血,除食積痰,催瘡疹,益小兒。又,婦人産後兒枕痛,濃煎汁,入砂糖服立效。

按 山查,酸勝腐,故專消油膩腥羶,與穀食不相干也。脾虛者服之,反伐生發之氣。小兒乳滯不化,尤爲要藥,然不可過與。

東垣云:山查子,治諸痢疾,胸腹脹痞。

蓮藕

味甘,性平,無毒。入脾經。忌鐵。

隱居曰:止渴散血,令心歡。藏器曰:止怒,解酒。詵曰:節,能止血。

蓮子:《經》曰:補中養神。大明曰:安心,止痢,腰痛,泄精。

嘉謨曰:安靖上下君相火邪。時珍曰:交心腎,厚腸胃,利耳目,除寒濕,赤白濁崩帶。

蓮須:味澀。清心固腎,悅顏止血。

葉蒂:主助脾澀精,安胎。治雷頭風。

按 蓮産於淤泥而不染,節節含藏,生生不息。根、鬚、花、果、葉、節、皮、心,品品皆爲良藥,蓋神物也。稟清芳之氣,得稼穡之味,爲脾之果。脾者,黃宮,所以交媾水火,會合木金者也。土爲元氣之母,母氣既和,津液相成,神乃自生。葉蒂治雷頭風者,以形如仰盂,其象爲震,屬木化風,蓋有微理。非神而明之者,難與道也。

《衍義》云:藕實就蓬中乾者,寧心志,強精神。

孫真人云:蓮子不去心食,令人成霍亂。

《梅師方》:治産後餘血不盡,奔上衝心悶痛,以生藕汁二升飲之。

蓬中乾黑者名石蓮子。服之清心,黑髮,開散胃中之熱,止噤口痢。

藕節:同生地汁,治口鼻來紅。入童便攪服,消瘀血尤宜。

荷葉汁:和健脾丸,内引生少陽經清氣。

蓮花蕊:入秘真丸藥,固精、止夢洩靈丹。

卷 之 六

潛庵居士輯

禽　部

雞

味甘，氣微溫。有五色者，黑雞白首者，六指者，雞死足不伸者，并不可食。

主補虛羸最要，故食治方多用之。

本屬巽，爲風，助肝邪。有風人不宜食。又屬土而有金與木火。性補，能助濕中之火。骨熱者不可食，病邪得之爲有助也。

白毛、舌黑、烏骨者入藥。雞屬木，而骨反黑，巽變坎也。受水木之精氣，故肝腎血分之病宜之。男用雌，女用雄。婦人方科中有烏雞丸，治婦人百病。煮雞至爛，和藥，或并骨研用之。

丹溪云：風之爲病，西北氣寒，爲風所中，誠有之矣。東南氣溫而地多濕，有風病者，非風也，皆因濕生痰、痰生熱、熱生風也。《經》曰：亢則害，承乃制。河間云：土極似木。數千年得《經》意者，河間一人爾！《衍義》云：雞動風者，習俗所移也。雞屬土而有金與木、火，性補，故助濕中之火病。邪得之爲有助，而病反劇，非雞而已[1]。與夫魚肉之類，皆助病邪者也。

雞子黃

氣溫，味甘。

成聊攝云：陰不足者，以甘補之。雞子黃、阿膠之甘以補血。

海藏云：陰不足者，補之以血。若咽有瘡，以雞子一枚，去黃留白，用苦酒傾殼中，以半夏入苦酒中，取殼置刀環上，安火上熬微沸，去滓，旋旋呷之。煮熟，去白取黃五六枚，用亂髮一團，鐵銚中煮熬甚乾，少頃發焦，乃有液出。旋取至碗中，以液盡爲度。療小兒驚熱。又取塗孩子熱瘡，以苦參末糝之。

冠血：去乳難，療白癜風、諸瘡。又縊死心下溫者，刺血滴口中。百蟲入耳，滴之即出。

腸：主遺溺，小便數、不禁。

屎白：下氣消積，利大小便，治蠱脹。

1　而已：此下原有“凡有血氣”四字。《本草衍義補遺》“雞”條無，當屬衍，據刪。

雞子清：主煩渴，斂瘡口。婦人難産，胎衣不下。又，塗眼，止目熱赤痛。

鴨

味甘，冷。利小便，用青頭雄鴨；治虛勞熱，烏骨白鴨。

主補虛，除熱，和臟腑。

頭：療病水浮腫。

白鴨屎：殺石藥毒，散蓄熱，解結縛，療熱毒痢，爲末水調服。野者名鳧。主補中益氣，平胃消食，治水腫，除熱毒風，殺十二種蟲。身上有諸小熱瘡，年久不愈，但多食卽瘥。

蕭炳云：白鴨多食，令人發冷氣。不可同鱉食。

卵：寒。去熱干心胸。多食漸軟其脚膝。

雀

《本草》云：雀，卽小麻雀也。肉甘，無毒。

大溫，無毒。壯陽益精，暖腰膝。冬月者良。妊娠忌食。

卵：主下氣，男子陽痿不起，強之令熱，多精有子。

腦：主耳聾，塗凍瘡立愈。

頭血：主雀盲雞矇[1]。

雄雀屎：名白丁香，兩頭尖者是。五月取研如粉，煎甘草湯浸一宿，乾用，療目熱赤痛。生弩肉、赤白膜，初胎男乳和點卽消。塗癰疽立潰。

1　雀盲雞矇：卽夜盲症。

卷之七

潜庵居士輯

獸　部

龍骨　五色具者佳

氣平，微寒。味甘，陽也。無毒。入心、肝、腎三經。

《本草》云：主心腹鬼疰，精物老魅。咳逆，泄痢膿血；女子漏下，癥瘕堅結；小兒熱氣驚癇。療心腹煩滿，四肢痿枯，汗出，夜臥自驚。恚怒，伏[1]氣在心下，不得喘息。腸癰内疽，陰蝕。止汗，縮小便，溺血。養精神，定魂魄，安五臟。

成無己云：龍骨、牡蠣、鉛丹，皆收斂神氣以鎮驚。凡用，燒通赤爲粉。畏石膏。

《珍》云：固大腸脱。

按　龍骨，澀可去脱，故能收斂浮氣，固腸鎮驚。水飛，每斤用黑豆一斗蒸過，否則著人腸胃，晚年作熱。夫龍者，東方之神，故骨與齒多主肝病。許叔微曰：肝藏魂，能變化，故魂遊不定者，治之以龍齒。

或云有雌、雄骨。文細而廣者爲雌，文粗而狹者爲雄。

《藥性論》云：龍骨忌魚。有小毒。

龍角：卻驚退熱，治小兒痰盛發搐。

虎骨

味辛，微熱，無毒。入腎經。畏乾漆、蜀椒、磁石。

陶隱居曰：邪氣鬼疰，驚悸，惡瘡鼠瘻。甄權曰：筋骨毒風攣急，走注疼痛，屍疰。時珍曰：健骨，止痢。

按　風從虎。風，木也；虎，金也。木受金制，焉得不從？故主風病。虎之強悍，皆賴於脛。所以治脚脛無力。然中藥箭者，有毒損人，不可不辨。微黑者是也。

崔元亮云：虎骨去髓，以酥塗透，炙令極黃。

詵云：睛，能治瘧病，辟小兒驚悸。

鬚：去齒疼。

1　伏：原誤作"在"。據《證類本草》卷十六"龙骨"條改。

犀角

氣寒，味苦、酸、鹹，微寒。無毒。

《象》云：治傷寒溫疫頭痛，安心神，止煩亂，明目鎮驚，治中風失音，小兒麩豆，風熱驚癇，銼用。

《本草》云：主百毒蠱疰，邪鬼瘴氣。殺鉤吻、鴆羽、蛇毒。除邪，不迷惑，魘寐。療傷寒溫疫，頭痛寒熱，諸毒氣。能治一切瘡腫，破血。

《液》云：升麻代犀角，説并見升麻條下。易老療畜血，分三部：上焦畜血，犀角地黃湯；中焦畜血，桃仁承氣湯；下焦畜血，抵當湯、丸。丸，但緩于湯耳。三法的當，後之用者，無以復加。入心、胃二經。松脂、升麻爲使。惡雷丸、藋菌、烏頭、烏喙。忌鹽。鋸碎，以紙裹懷中，乘熱搗之，應手如粉。

丹溪云：犀角屬陽，性走散，比諸角爲甚。痘瘡後用此，以散餘毒，俗以爲常。若無餘毒而血虛者，或已燥熱發散者，而誤用之，禍立至。人所不知也。

按　犀食百草之毒，故角能解百毒。然大寒之性，胃受之必傷，人尤所禁也。

陳藏器云：通天犀角上有一白縷，直上至端，則能通神。可破水、駭雞。置犀于米中，雞不敢啄。置水中，水開。此爲真也。

造器者弗效，採新者方靈。鹿取茸，犀取尖，以力之精銳在是。

羚羊角

《本草》云：羚羊角，出華陰山谷及西域。

味鹹，性寒，無毒。

入肺、肝、腎三經。

《經》曰：明目，辟鬼。隱居曰：驚夢狂越，傷寒時氣，熱在肌膚。孟詵曰：熱毒痢血，疝氣腫毒。甄權曰：產後惡血衝心，小兒驚癇。時珍曰：平肝，舒筋，定風，安魂，散血，下氣。

按　羚羊角性寒，能透骨髓。寒爲肅殺之氣，寧無損人？中病即止，勿得過用。

藏器云：羚羊角有神。夜宿以角掛樹，不著地。但取角彎中深鋭有掛痕者即是。耳邊聽之，有聲鳴者良。

麝香

《圖經》云：麝出益州、雍州。佐香開九竅。忌大蒜。

氣溫，味辛，無毒。

《本草》云：主辟惡氣，殺鬼精物，療溫瘧，蠱毒癇痓，去三屍蟲。療諸凶邪鬼氣，中惡心腹暴痛，脹急痞滿，風毒。婦人產難，墮胎。

東垣云：麝香入脾，治肉病。

穿山甲

禹錫云：穿山甲，生深山谷中。今房、均等州皆有之。

味鹹，氣微寒，有毒。土炒黃脆用。

主邪瘧，通經下乳，及痔漏、惡瘡、癰腫。又酒漿調服，能發痘。

《日華子》云：穿山甲治小兒驚邪，婦人鬼魅悲泣。

牛黃

陶隱居云：牛有黃，出入鳴吼。令飢渴之，置水一盆，俟吐黃喝迫，卽墮落水中。此爲生黃，最佳。近出萊州、貴州。

氣平，味苦，有小毒。體輕，微香。磨甲色透。置舌上，先苦後甘，清涼透心者真。

《本草》云：主驚癇寒熱，熱盛狂痓，逐鬼除邪。療小兒百病，諸癇熱，口噤不開，大人癲狂。又墮胎。久服令人不忘。又云：磨指甲上黃者爲真。又云：定魂魄。人參爲使，得牡丹、菖蒲，利耳目。惡龍骨、龍膽、地黃。畏牛膝。

東垣曰：牛黃入肝。凡中風入藏者必用，以入骨透髓，引風自出。若中府及血脉者，用之引邪入髓，如油入麪，莫能出也。

牛肉：安中氣，養脾胃。倒倉法：用肥嫩黃牛肉二十斤，去筋膜，長流水煮爛，去滓，濾取淨汁，再熬如琥珀色。病者先斷欲食淡，前一日不食晚飯，入密室，明快而不通風，取汁飲之。寒月重湯溫之。病在上者，欲吐多，則急飲之；病在下者，欲利多，則緩飲之；病在上中下者，欲吐利俱多，則時緩時急。渴則自飲小便，飢則先與粥湯，次與淡稀粥。三日後，方與菜羹糜粥，調養一月，沉屙悉去。後忌牛肉十年。

　按　丹溪序曰：牛，坤土也。黃，土色也。以順德配乾健者，牡之用也。

肉者，胃之藥也；液者，無形之物也。故由腸胃而透肌膚、毛竅，無不入也。積聚久而成形，迴薄曲折，可以丸散犯乎？此則踵其曲折，如洪水泛漲，陳朽順流而下。其法得之西域，異人借補爲瀉，因瀉爲補，大有再造之功，真奇法也。

乳：養血而補虛羸。

乳餅：利十二經脉，通大小便難。

鹿茸

味甘、咸，性溫，無毒。入腎經。杜仲爲使。畏大黃。

《經》曰：漏下惡血，驚癇，益氣強志，生齒。隱居曰：虛勞腰脊痛，便數，洩精，溺血。安胎，殺鬼。時珍曰：生精補髓，養血益陽，強筋健骨。鹿角主治相同，功力差緩。

按　鹿性淫而不衰。其角不兩月，長大至一二十斤，生長神奇，無過於此。蓋其性熱，生生不已。氣化濃密，故補腎之功，莫能與競[1]。

《圖經》云：茸形如小紫茄者爲上，如馬鞍形者有力。

《本草》云：鹿腎，平。主補腎氣，壯元陽。

勿嗅[2]氣，恐茸中有小白蟲入鼻。制法：燎毛，破開，酥油炙黃褐色。

鹿角膠

味鹹，氣溫，無毒。主血虛，生精有子。

鹿茸主治相同，功力尤捷。

阿膠

氣微溫，味甘、辛，無毒。甘、辛，平。味薄氣厚，升也，陽也。

入手太陰經，足少陰經、厥陰經。蛤粉炒成珠用。

《象》云：主心腹痛內崩，補虛安胎，堅筋骨，和血脉，益氣止痢。炮用。

《心》云：補肺金氣不足，除不足，甘溫補血。出東阿，得火良。

1　競：原作"京"，不通。據文義改。
2　嗅：原作"齅"。同"嗅"，據改。

《本草》云：主心腹內崩，勞極洒洒如瘧狀，腰腹痛，四肢酸痛，女子下血，安胎。丈夫小腹痛，虛勞羸瘦。陰氣不足，脚酸不能久立。養肝氣，益肺氣。肺虛極損，咳嗽唾膿血，非阿膠不補。仲景豬苓湯，用阿膠，滑以利水道。《活人書》四物湯加減例，妊娠下血者，加阿膠。

按　阿膠用黑驢皮造成。黑屬水，專走腎，能制火。火退則風不生，故入足厥陰，以理風淫木旺。水盛則金有救，故入手太陰[1]經，以理火盛金衰。東阿井係濟水所生，性急下趨，清而且重，所以清上逆之痰也。

《本草》云：阿膠畏大黃。

禹錫云：婦人服之，調經有子。治漏下赤白。

羊肉

東垣云：羊肉，甘，熱。能補血之虛。羊肉有形之物也，能補有形肌肉之氣。凡味與羊肉同者，皆可以補之，故曰"補可去弱"。人參，羊肉之屬。羊肉補形也。

丹溪云：羊脛骨，治牙齒疏豁須用之。

《日華子》云：羊乳，利大腸，療小兒驚癇疾。

犬

肉：味鹹、酸，氣溫。主安五臟，補絕傷，輕身益氣。

丹溪云：世俗言犬治虛損之病，似指陽虛而議治。殊不知人身之虛，悉是陰虛。若陽果虛，其死甚易，敏者亦難措手。夫病在可治者，皆陰虛也。

孕婦食之，令兒無聲、缺脣。陰虛人食之，發熱難治。同蒜食損人。

猳鼠糞

治傷寒勞復。《經》言牡鼠糞，兩頭尖者是。或在人家諸物中遺者。

豬膚

音孚，皮也。《禮運》疏云：膚，革外薄皮；革，膚內厚皮。語云"膚淺"，言如在皮膚不深也。

1　陰：原脫。據文義及前有"入手太陰經"補。

氣寒，味甘。入足少陰經。

《液》云：豬皮，味甘，寒。豬，水畜也。其氣先入腎，解少陰客熱，是以豬膚解之。加白蜜以潤燥除煩；白粉以益氣斷痢。

豬膽汁

氣寒，味苦、鹹，苦、寒。

《液》云：仲景白通湯加此汁，與人尿鹹寒同。與熱劑合，去格拒之寒。又與醋相合，內穀道中，酸苦益陰，以潤燥瀉便。

《本經》云：治傷寒熱渴。又白豬蹄可用，雜青色者不可食，療疾亦不可。

《心》云：與人屎同體。補肝而和陰，引置陽不被格拒。能入心而通脈。

豬肉

丹溪云：豬肉皆補氣。又云：肉無補性，惟補陽爾。今之虛損者，不在於陽而在於陰。以肉補陰，猶緣木求魚。何者？肉性熱，入胃便發熱。熱發便生痰，痰生則氣便不降，而別證作矣。久病後，須用補胃氣。胃氣非陰氣，不足以自全，所以淡味爲自養之良方也。

陶隱居云：豬肉生痰，能虛肥人，不可多食。

孟詵云：肚，主暴痢虛弱，殺勞蟲，并小兒疳蛔黃瘦病。佐健脾藥健脾。

卷 之 八

潛庵居士輯

蟲　部

牡蠣

陶隱居云：牡蠣是百歲雕所化，以尖左顧者佳。大者爲好。出廣州、海南。

氣微寒，味咸、平，無毒。

入足少陰經。

《珍》云：能軟積氣之痞。

《心》云：鹹，平。熬，泄水氣。

《本草》云：主傷寒寒熱，溫瘧洒洒，驚恚怒氣，除拘緩，鼠瘻，女子帶下赤白。除留熱在關節，榮衛虛熱，往來不定，煩滿。止汗，心痛氣結，止渴，除老血，澀大小腸，止大小便，療泄精，喉痹，咳嗽，心脅下痞熱。能去瘰癧，一切瘡腫。入足少陰。鹹爲軟堅之劑。以柴胡引之，故能去脅下之硬；以茶引之，能消結核；以大黃引之，能除股間腫。地黃爲之使，能益精收澀，止小便。本腎經之藥也。久服強骨節，殺邪鬼，延年。貝母爲之使。得甘草、牛膝、遠志、蛇床子良。惡麻黃、吳茱萸、辛夷[1]。

《藥性論》云：君主之劑。治女子崩中，止血及盜汗。除風熱，定痛，治溫瘧。又和杜仲服，止盜汗。爲末蜜丸，服三十丸，令人面光白，永不值時氣。又治鬼交精出，病人虛而多熱加用之。

陳士良云：牡蠣搗粉粉身，治大人小兒盜汗。和麻黃根、蛇床子、乾薑爲粉，粉身，去陰汗。

按　牡蠣鹹、寒，入腎壯水之主，以制陽光。久服必有寒中不快之患。

鱉甲

氣平，味辛，無毒。入肝經。

《本草》云：主心腹癥瘕堅積，寒熱，去痞，去瘜肉，陰蝕，痔，惡肉。療溫瘧，血瘕腰痛，小兒脅下堅。

《衍義》云：治勞瘦，除骨熱。

按　鱉性至陰，大寒，又能破血。不可認其補，多用必傷土也。

1　夷：原作「荑」，據《證類本草》卷十二「辛夷」改，下同徑改。

《衍義》云：鱉甲九肋者佳。以醸[1]醋塗，炙黃色。

姚和眾云：脫肛，鱉頭燒灰搽撲之。

鱉肉：懷妊婦食之，子項短。合雞肉食，成瘕。合莧菜食，成鱉瘕。合芥子食，痰症發。誤食過喉，藍汁可解。

龜甲　敗龜板

味甘、鹹，性寒，有毒。

入腎經。惡沙參、蜚蠊。去皮膜，酥炙。

《經》曰：漏下赤白，癥瘕痎瘧，五痔陰蝕，小兒顖不合。隱居曰：驚恚，勞役，陰瘡，資智。丹溪曰：補陰，去瘀血，止血痢，續筋骨。

時珍曰：龜、鹿皆靈而壽。龜首常藏向腹，能通任脉，故取以養陰；鹿鼻常反向尾，能通督脉，故取以養陽。物理之玄微也。

按　龜稟北方之至陰，故能補陰。《格物考》曰：天有先春之震，山多自死之龜。龜聞雷則口所含以蟄者便吐而昂首。時令尚早，無蟲可食，多餓死。血肉滲入下甲，此真敗龜板也。而以灼師用過者當之，誤矣！陽龜殼圓板白，陰龜殼長板黃。陰人用陽，陽人用陰。丹溪曰：屬金而有水，陰中陽也。大有補陰之功，而本草不言，惜哉！其補陰之力，而兼去瘀血，續筋骨，治勞倦。其能補陰者，蓋龜乃陰中至陰[2]之物，稟北方之氣而生，故能補陰，治陰血不足，止血利，治四肢無力。酥、酒、猪脂，皆可炙之。

《藥性論》云：龜甲，畏狗膽。

蕭炳云：龜甲，主風緩脚弱。

蛇蛻

《本草》云：味咸、甘，平，無毒。

《心》云：去翳膜用之，取其意也。

《日華子》云：止嘔逆，小兒驚悸客忤，催生。瘑瘍、白癜風，煎汁敷。入藥炙用。

1　醸：原作"滴"。據《本草衍義》卷十七"鱉甲"條改。醸，濃、厚也。

2　陰：原誤作"陽"，義正相反。據《本草綱目》卷四十五"水龜·龜甲"條引"震亨曰"改。

《本草》云：治大人瘲瘲癲疾，蟲毒蛇癇，弄舌搖頭。

陶云：畏磁石及酒。

蟬蛻

味甘，寒，無毒。

《心》云：治同蛇蛻。

《藥性論》云：使。治小兒渾身壯熱，驚癇，兼能止渴。又云：其蛻殼頭上有一角，如冠狀，謂之蟬花，最佳。主小兒天吊驚癇，瘲瘲，夜啼，心悸。

郭璞云：治風氣客皮膚，瘙癢不已。

白僵蠶

味鹹、辛，平，無毒。

《本草》云：主小兒驚癇夜啼，去三蟲，滅黑䵟，令人面色好。男子陰瘍病，女子崩中赤白，產後餘痛。滅諸瘡瘢痕。生潁[1]川平澤。四月取自死者，勿令中濕。濕中有毒，不可用。

潔古云：性微溫，味微辛，氣味俱薄。體輕浮而升，陽也。去皮膚中風。

丹溪云：白僵蠶，屬火而有土與金、木。老得金氣，僵而不化。治喉痹者，取其火中清化之氣以從治相火，散濁逆結滯之痰耳。

《聖惠方》云：治遍身癮疹，焙黃色爲末，用酒服之。

《小兒宮氣方》云：治小兒撮口及發噤，用蜜和蠶末敷兒口內即效。

《日華子》云：治中風失音。

繭內蠶蛾：取雄者，微火炒黃，強陰益精氣，敷諸瘡，滅瘢，止遺精，暖腎。

繅絲湯：甕貯，埋土內年深，消渴病宜取飲，引清氣上朝口舌，降相火，下泄膀胱。因屬火有金之用故也。

蝦蟆

《本草》云：有毒。主破癥瘕，能殺疳蟲。

丹溪云：蝦蟆屬土與水，性寒，味甘。南方多食之。本草明言，可不患熱

1　潁：原作“穎”，無此地名。據《證類本草》卷三“黑石脂”條改。

病，由是病人喜食之。本草之意，蓋是或炙、或乾、或燒、或灰，和在藥劑中用之，非若世人煮爲羹，入鹽、椒而啜其湯也。此物本濕化，大能發濕，久則濕亦化熱。此因土氣厚，自然生火。《衍義》謂解勞熱，藥之謂也，非羹之謂也。戒之！

蟺螂

氣寒，味酸，有毒。

《本草》云：治小兒驚風瘛瘲，腹脹寒熱，大人癲疾狂易，手足端寒，支滿奔豚。

《日華子》云：墮胎。治疔忤[1]，和乾薑傅惡瘡，出箭頭。

《圖經》云：心主丁瘡。

《衍義》云：大小二種。一種大者爲胡蟺螂，身黑光，腹翼下有小黃子，附母飛行。晝不出，夜方飛至人家戶庭中，見燈光則來；一種小者，身黑暗，晝方飛出，夜不出。今當用胡蟺螂，以其小者研三十枚，以水灌牛馬腸結佳。

《本草》云：大者佳。畏羊角、石膏。入藥去足。

文蛤

隱居云：今出萊州、南海中。三月中旬採未爛殼。

氣平，味鹹，無毒。

《本草》云：主惡瘡，蝕五痔。咳逆胸痹，腰痛脅急，鼠瘻大孔出血，崩中漏下。能利水，治急疳蝕口鼻，數日盡，欲死，燒灰，臘豬脂和塗之。墜痰軟堅，止渴收澀，固濟。蛤粉也，鹹能走腎，可以勝水。文蛤尖而有紫斑。

丹溪云：蛤粉，治疝[2]氣，能降能消，能軟能燥。同香附末、薑汁調服，以治心痛。以蛤蜊殼火煅過，研爲粉用之。不入煎劑。

丹溪云：蚌、蛤、蜊、蜆，大同而小異，屬金而有水木土。《衍義》云其冷而不言其濕，多食則發痰。以其濕中有火，久則氣上升而不降，因生痰。痰則生熱，熱則生風，何冷之有？

1　忤：原誤作“杵”。據《證類本草》卷二十二“蟺螂”條引《日華子》改。
2　疝：《本草衍義補遺》“蛤粉”條原作“痰”。

鱔魚

味甘，氣溫，無毒。

丹溪云：鱔魚善補氣。

《本草》云：凡魚頭有白色如連珠、至脊上者，腹中無膽、頭中無腮者，并可殺人。

《唐本》注：補虛損，婦人產後淋瀝。

頭灰：主痢疾、消渴。

血：塗口眼歪斜。凡中其毒，食蟹解之。

鯽魚

味甘，溫、平，無毒。

丹溪云：諸魚皆屬火，惟鯽魚屬土。故能入陽明，而有調胃實腸之功。若得之多者，亦未嘗不起火也。戒之！又云：諸魚之性，無一息之停，故能動火。

禹錫云：作羹，主胃弱不下食。作膾，主久赤白痢。

蚯蚓

味咸，性大寒，無毒。

丹溪云：蚯蚓屬土而有水與木。性寒，大解諸熱毒，行濕病。

《衍義》云：有小毒。自死者良。

陶隱居云：治蛇瘕。白頸是其老者，取破去[1]土，鹽之，日曬須臾成水。溫病狂言，飲汁。

糞：敷熱瘡，丹毒，犬傷，用鹽搗傅之。

螻蛄

味鹹，性寒，無毒。

丹溪云：螻蛄治口瘡甚效。虛人戒用，以其性急故也。

《本草》云：主產難，出肉中刺，潰癰腫，下哽噎。入藥妙用。

一名土狗。治水腫分上下、左右取效。左令左腫消，右使右腫退。上消上體，下退下焦。

---

1 去：原誤作“其”。據《證類本草》卷二十二“蚯蚓”條引“陶隱居云”改。

虻蟲

陶隱居云：虻蟲即今啖牛馬血者。

氣微寒，味苦、平，有毒。

《本草》云：主目中赤痛，眦傷淚出，瘀血血閉，寒熱。炒，去翅足。

《日華子》云：破癥結，消積膿，墮胎。

水蛭 一名馬蟥

氣微寒，味鹹、苦，平，有毒。

《本草》云：主逐惡血、瘀血、月閉，破血瘕積聚，無子，利水道，墮胎。炒用。畏鹽。苦走血，鹹勝血。仲景抵當湯用虻蟲、水蛭，鹹苦以泄畜血。故《經》云"有故無殞"也。雖可用之，亦不甚安。莫若四物湯加酒浸大黃各半，下之極妙。

《日華子》云：畏石灰。然極難修制。須細剉後用。微火炒令色黃乃熟。不爾入腹生子為害。

䗪蟲

味鹹，寒，有毒。

《本草》云：主心腹寒熱洒洒，血積癥瘕，破堅下血閉。仲景主治久瘕積結，有大黃䗪蟲丸。

《衍義》云：乳汁不行，研一枚，水半合，濾清汁服。勿令服藥人知之。

陶隱居云：今為土鱉蟲。治月水不通。畏菖蒲、皂莢、屋遊。

鼠婦

氣溫，微寒，味酸，無毒。

《本草》云：主氣癃不得小便，婦人月水閉，血瘕癎痙寒熱，利水道。仲景治久瘧，大鱉甲丸中使之，以其主寒熱也。

《衍義》云：鼠婦，濕生蟲也。

郭璞云：甕器底生。

隱居云："婦"作"負"，多在坎中背負之。

蜘蛛

微寒。

《本草》云：主大人小兒瘡疝，偏有大小，時時上下者，蜘蛛一十四個，熬焦，桂半兩，研細爲散，八分一匕[1]，以酒調服，日再。蜜丸亦通。

陶云：蜂螫、蜈蚣傷人，取蜘蛛置肉上，則能吸毒。又能止瘧。

《聖惠方》：治瘰癧，無問有頭無頭，用大蜘蛛五枚，曝乾，細研，酥調如麪，日兩度貼之。

花蛛絲網：繫瘤贅可落。

蟅蟲

微寒，微溫，味鹹，有毒。

《本草》云：主惡血血瘀，痹氣，破折，血在脅下堅滿痛，月閉，目中淫膚，青翳白膜。吐血，在胸中不去，及破骨踒折血結，金瘡血塞，產後中寒。下乳汁。仲景治雜病方，大黃䗪蟲丸中用之，以其主脅下堅滿也。《續傳信方》治喉痹，取蟲汁點在喉中，下卽喉開。

《本草》云：畏附子。其在腐柳木中者勝。

禹錫云：治心暴痛，去目翳障。

蜜

氣平，微溫，味甘，無毒。

《本草》云：主心腹邪氣，諸驚癇痓，安五臟諸不足，益氣補中，止痛解毒，除衆病，和百藥，養脾氣，除心煩，飲食不下，止腸澼，肌[2]中疼痛，口瘡，明耳目。

水火煉蜜法：金華師最惡，以鍋煎煉，非古法授。此以白砂蜜一斤，大瓷碗盛，重湯煮，不住攪，文武火，湯乾加水，以蜜滴水不散爲度。大率一斤，煉成半斤，罐封，埋土七日，凡和丸劑，止以藥末一半，入蜜舂萬餘杵，乾摻，以

1　八分一匕：原脱“一匕”二字。此乃不同之計量單位，今據《金匱要略》卷中“蜘蛛散方”補。

2　肌：原誤作“饑”。據《湯液本草》卷六“蜜”條引《本草》改。

布包裹，入甑蒸軟，又加未盡之末。如此三次，則丸劑可以久收，不復回潤。

用川蜜良，因食椒花之故。補陰丸用之，取其甘緩難化，可達下焦。熬蜜導煎，入穀道，可通大便艱難。

五靈脂 即寒號蟲糞

禹錫云：據寒號蟲四足、有肉翅、不能遠飛，所以不入禽部。今河東有。

味甘，溫，無毒。

入心、肝二經。惡人參。潤澤者佳。生者行血，炒者止血。

《本草》云：主療心腹冷氣，小兒五疳，辟疫，治腸風，通利氣脉，女子月閉。出北地。

《珍》曰：經水過多，赤帶，一切心腹脅痛，血貫瞳子，小兒驚癇，殺蟲，解毒蛇蠍蜈蚣傷。宗奭曰：入肝最速。

按　五靈脂治崩中，非止治血，乃去風之劑。風動物也，衝任經虛，被風傷襲，與荊、防治崩義同。獨陰有歸下之功，兼能降火，人所不知。

《圖經》云：五靈脂黑如鐵，內多夾沙石，先碾細，酒研[1]飛煉，揚去沙石，炒乃佳。治傷冷積聚，堅結痞滿。

烏蛇

《圖經》云：生商洛山。今蘄州、黃州有之。背有三棱，色黑如漆。性善，不食物，多在蘆叢中嗅其花氣，吸其南風，多於蘆枝上得之。作偽者用他蛇熏之，但眼陷不光為異耳。真者尾細長，能穿錢百文，身長丈餘為佳。

味甘。

《本草》云：主諸風瘙癮疹，疥癬，皮膚不仁，頑痹諸風。用之炙，入丸散、浸酒、合膏。江東有黑梢蛇，能纏物至死，亦是其類。

禹錫云：治眉髭脱落。

斑猫

味辛，寒，有毒。

---

1 研：原脱，義晦。今據《證類本草》卷二十二"五靈脂"條引《圖經》補。

《本草》云：主寒熱，鬼疰蠱毒，鼠瘻疥癬，惡瘡疽蝕，死肌。破石癃血積，傷人肌，墮胎。畏巴豆。

隱居云：豆花時取之。甲上黃黑斑[1]。去翅足，以粟米同炒。米炒焦，去米不用。治大人小兒瘰癧。

生者誤服，吐瀉難當。

緋帛

《液》云：主惡瘡疔腫、毒腫，諸瘡有根者，作膏。用帛如手大，取露蜂房、彎頭棘刺、爛草節二寸許、亂髮燒末[2]，主疔瘡腫。又主小兒初生臍未落時，腫痛水出，燒爲末，細研敷之。又，五色帛：主盜汗，拭乾訖，棄五道頭。仲景治墜馬及一切筋骨損方中用。

---

1 甲上黃黑斑："甲"原誤作"如"。據《證類本草》卷二十二"斑猫"條引"陶隱居云"作"甲上黃黑斑色如巴豆大者是"改。
2 燒末：此下原有"作膏"二字。據《湯液本草》卷六"緋帛"條刪。

卷 之 九

潛庵居士輯

人　部

乳汁

味甘，氣平，無毒。

主補五臟，潤腸胃，令人肥白悅澤。點眼，止淚明目，療赤痛。

宗奭曰：目得血而能視，乳汁卽血也。用以點眼，豈不相宜？

按　乳性平而非冷。若冷，必能傷脾。小兒食之，當泄瀉不止矣。有是理哉？特與食混進，誠能發瀉。人多犯此，疑其性冷，謬哉！《服乳歌》曰："仙家酒，仙家酒，兩個葫蘆盛一斗。五行釀出真醍醐，不離人間處處有。丹田若是乾涸時，嚥下重樓潤枯朽。清晨能飲一升餘，返老還童天地久"。曝作粉，名乳金丹，尤佳。

服人乳，大能益心氣，補腦，治消渴，治風火症。養老尤宜。每用一吸，卽以指塞鼻孔，按唇貼齒而漱。乳與口津相和，然後以鼻內引上吸，使氣由明堂入腦，方可徐徐嚥下。凡五七吸爲一度。不漱而服者，何異飲酪，止於胃腸爾。

《唐本》注：《別錄》云：首生男乳汁，爲養生之寶。

婦人之血，下降爲月經，上升成乳汁。乳汁斷，月經通，異名同類。乳卽血化也。補血用地黃、當歸，乃草木之流，得天地偏氣。用治血病，力固有餘。用補血衰，力猶未及。何如人乳頻服，以類相從，如燈添油，立見光亮也。

人溺

味鹹，氣寒。無毒。童子者佳。

主降火甚速。諸虛癆熱，久嗽上氣，撲損瘀血，吐衄血暈，并宜用之。如產後溫服一杯，下敗血惡物，不致他病。初得頭風，飲之不輟，亦多愈。久服令人反虛。氣血無熱，尤不可多服。此亦性寒，故治熱勞方中亦用也。

《日華子》云：小便涼，止勞渴嗽，潤心肺，療血悶熱狂，撲損瘀血暈絕，及蛇、犬等咬。以熱尿淋患處。難產胞衣不下，卽取一升，用薑、葱煎，乘熱飲卽下。

藏器云：溺主明目、清音，治肺痿痙病。

褚澄曰：喉有竅則咳血。喉不停物，毫髮必咳。血既滲入，愈滲愈咳。飲溲便則百不一死，服寒涼則百不一生。時珍曰：小便入胃，上歸於肺，下通水道，而入膀胱，乃其舊路也。故治肺病，引火下[1]行。人之精氣，清者爲氣，濁者爲血。濁之清者爲津液，清之濁者爲小便。便與血同類，故味咸而治諸血也。

秋石

益肺補腎，還人真元。

《日華子》云：秋石強骨髓，補精血，開心益志。

按　氣有餘便是火。人溺，濁陰歸下竅。屈曲降之，有取坎填離之功。且得人元氣，有滋補之妙。煉成秋石，去濁留清，補益之功，真是還元復命，爲虛癆者第一靈丹。須陰、陽煉者，得坎、離既濟之義。

人中白：降火散血，與溺同功。諸瘡疳䘌尤奇。煅過用。

紫河車　一名胞衣

味甘、鹹，氣溫，無毒。童便浸半日，酒、醋洗淨，或蒸、或炙、或酒煮用。

主一切虛損顛癇，安心養血，滋陰益氣，補精助元。

陳藏器云：治血氣羸瘦，婦人勞損。

初産肥大者良。男覓女胎，女覓男胎。一説不必拘泥，隨得俱可補人。河車雖成後天之形，實稟先天之氣，入藥拯濟，誠奪河工。不惟病者補益，弱婦服之，亦易結孕。蓋以兒孕胞内，臍系於腰，受母之廕，父精母血，相合生成。真元氣之所鍾，非他草木之類所可比也。

髮灰　一名血餘

取亂髮入瓶内，泥固，煅煙盡，爲末用。

主消瘀止血，有補陰之功。又吹鼻止衄。食中誤吞髮，繞[2]喉，取自己髮灰，水調一錢服。

《參同契》云：同類易施功，非種難爲巧。雖云丹法移之治病，雅有神化。

1　下：原誤作"不"。據《本草綱目》卷五十二"人尿"條"時珍曰"改。
2　繞：原誤作"燒"。据《證類本草》卷二五"亂髮"條改。

予嘗考古今養生家，千條萬訣，莫要于“人壞人補”之一語。卽《内經》“形不足者，補之以氣”也。漫述數端，勿藥有喜，庶醫之完技云。

凡肩背、肢節、骨腕筋會之處注痛，多屬痰凝氣滯。不拘男女，但取神旺氣長者，令以口對患處，隔絹綿進氣，不呵不吹，極力弩氣，使入透，覺暖至熱，又易一人，以愈爲度。

多病善養者，每夜令僕擦足心至極熱，甚有益。三里、腎俞，皆不可缺。

腎虛腰痛，令少陰掌心摩擦，每至萬餘。或令進氣于腎俞之穴。丹田冷者，亦摩擦而進於臍輪，其功尤烈。有痿痹疾者，偎臥患處于壯陰之懷，久之生氣和浹，病氣潛消。

老人尤宜與少艾偎臥。有喻千户者行此，年九十余，康健。

凡小疾有痛處，卽令壯夫揩擦至熱，或按之、拿之，令氣血轉移，其疾可卻。

《唐本》注云：發灰療轉胞，小便不通。

雷公云：男子二十，顏貌紅白者，取頂心髮，先用苦參水浸一宿，漉出，入瓶中以火煅之。

卷之十上[1]

潛庵居士輯

草　部　上

人參

《本草》云：人參惡鹵鹹。出上黨山谷爲最。遼東、高麗次之。

氣溫，味甘，甘而微苦、寒。氣味俱輕，陽也，陽中微陰。無毒。

《本草》云：主補五臟，安精神，定魂魄，止驚悸，除邪氣，明目，開心益智。療腸胃中冷，心腹鼓痛，胸脅逆滿，霍亂吐逆，調中，止消渴，通血脉，破堅積，令人不忘。

成聊攝云：脾欲緩，急食甘以緩之。人參之甘，以緩脾氣。

潔古云：人參治脾、肺陽氣不足，及肺氣喘促、短氣、少氣，補中緩中，瀉脾肺胃中火邪，善治短氣、少氣。非升麻爲引用，不能補上升之氣。升麻一分，人參三分，可爲相得。若補下焦元氣，瀉腎中火邪，茯苓爲之使。甘草梢子生用爲君，去莖中痛。或加苦楝、酒煮玄胡索爲主，尤佳。《主治秘訣》云：性溫，味甘。氣味俱薄，浮而升，陽也。其用有三：補元氣，止渴，生津液也。肺虛者用之，又能補胃。治喘嗽則勿用，短氣則用之。

東垣云：人參甘溫，能補肺中之氣。肺氣旺則四藏之氣皆旺，肺主諸氣故也。仲景以人參爲補血者，蓋血不自生，須得生陽氣之藥乃生，陽生則陰長，血乃旺矣。若陰虛，單補血，血無由而生，無陽故也。又云：補氣須用人參。又云：安胃和中。又云：人參補元氣不足而瀉肺氣，甘溫補陽利氣[1]。而脉不足者，是亡血也，人參補之。益脾氣與乾薑同用，補氣，里虛則腹痛，此藥補之，是補其不足也。又云：人參補氣之藥，如氣短、氣不調及喘者加之。

海藏云：味旣甘溫，調中益氣，卽補肺之陽、瀉肺之陰也。若但言補肺而不論陰陽、寒熱，何氣不足，則誤矣！若肺受寒邪，宜此補之；肺受火邪，不宜用也。肺爲天之地，卽手太陰也，爲清肅之藏，貴涼而不貴熱，則其象可知。若傷熱則宜沙參。沙參味苦、微寒、無毒。主血積驚氣，除寒熱，補中益肺氣，治胃痹心痛，結熱邪氣，頭痛，皮間邪熱；安五藏。人參味甘，微溫，補五藏之陽也；沙參味苦，微寒，補五藏之陰也，安得不異？易老取沙參以代人參，取其苦也。苦則補陰，甘則補陽。《本經》雖云補五藏，亦須各用本藏藥相佐使，

1　氣：原作"止"，義不明。《湯液本草》卷四"人參"條作"氣"，義長，因改。

隨所引而相補一藏，豈可不知？

丹溪云：人參入手太陰經，而能補陰火，甚與其[1]蘆相反。若服參一兩，于内入蘆一錢，則一兩之參，徒虛費矣，戒之！言聞曰：王好古言人參補陽泄陰，肺熱傷肺。王節齋謂參能助火，陰虛血症忌服。二説皆偏矣！參能補元陽，生陰血而瀉陰火，東垣之説明矣。仲景言亡血血虛，并加人參。丹溪言虛火可補，參、耆之屬。二家不察，而謂助火，謬哉！汪機曰：丹溪謂陰虛潮熱、喘嗽吐血，四物加人參；肺腎受傷，咳嗽不愈，瓊玉膏主之；肺腎虛極，獨參膏主之。陰虛未嘗不用參也。節齋私淑丹溪，而相反如此。自斯言一出，後人但遇前症，便不敢用。病家亦以此説，横之胸中，甘受苦寒，至死不悟。古今治勞，莫妙于葛可久，何嘗不用人參耶！楊起曰：古人治肺寒以溫肺湯，肺熱以清肺湯，中滿以分消湯，血虛以養榮湯，皆有人參。養正邪自除，陽旺則生陰血。庸醫每謂人參不可輕用，誠哉庸也！

按　百病皆始於虛，參之補虛，獨冠草木，故諸家反覆辨其宜用，恐爲兩王氏所惑，而人不覺耳。惟外邪初熾，内積初成，產後瘀血，氣壯脉實者，誠不可用。多則宣通，少反壅滯，不可不知。

李絳云：療反胃嘔吐，入藥煮粥皆宜。

蕭炳云：人參和細辛，密封經年不壞。

肺寒可服，肺熱還傷肺。不知寒熱之中，猶有虛實之别。丹溪云：虛火可補，參、术之類也。又曰：龍火反治。夫龍火者，乃空中龍雷之火，即虛火也。每當濃陰驟雨之時，火焰愈熾。太陽一照，火自消彌。可見人身虛火，無問上中下三焦之殊，但症有見於外，必非寒涼助火之藥可制，務資此甘溫補陽之劑，補足元陽，則火自退耳。補中有瀉，瀉中有補，正所謂溫能除大熱是也。

沙參

味甘、苦，微寒，無毒。

入肺、肝二經。惡防風，反藜蘆。產華山。白而實者佳。去蘆。《經》曰：血結驚氣，除寒熱，益肺。隱居曰：療胸痹、心腹痛，結熱邪氣。安五臟，長肌肉。甄權曰：宣五臟風氣，養肝氣，治常欲眠，疝氣。大明曰：惡瘡疥癬，排膿

1　其：《本草衍義補遺》"人參"條作"藜"，藜蘆亦反人參，然詳文義，此處當指人參蘆。

消腫毒。好古曰：補五臟之陰。時珍曰：久咳肺痿。

　　按　人參補陽而生陰，沙參補陰而制陽。氣力甚薄，非多用不效。南方肆中，殊少真者。多選大桔梗亂之，又安望其功耶？

　　葛洪云：沙參主卒得諸疝，小腹及陰中相引，痛如絞，自汗出欲死。細末，酒調服方寸匕，立差。

　　《日華子》云：補虛，止驚，益心養肝。

黃芪

氣溫，味甘。純陽。甘、微溫，性平，無毒。

入手少陽經三焦、足太陽經脾、足少陰命門之劑。

　　《本草》云：主癰疽久敗瘡，排膿止痛，大風癩疾，五痔鼠瘻，補虛，小兒百病，婦人子臟風，邪氣，逐五臟間惡血，補丈夫虛損，五勞羸瘦，腹痛泄痢，益氣，利陰氣。

　　潔古云：治虛勞自汗，補肺氣，實皮毛，瀉肺中火，脉弦自汗。善治脾胃虛弱，瘡瘍血脉不行，內托陰症瘡瘍必用之藥也。《主治秘訣》云：性溫，味甘，氣薄味厚，可升可降，陰中陽也。其用有五：補諸虛不足，一也；益元氣，二也；去肌熱，三也；瘡瘍排膿止痛，四也；壯脾胃，五也。去諸經之痛，除虛熱，止盜汗。

　　東垣云：補五臟諸虛不足，瀉陰火。無汗則發之，有汗則止之。又云：護周身皮毛間腠理虛，及活血脉生血，乃瘡家聖藥也。又能補表之元氣虛弱，通和陽氣，泄火邪也。

　　海藏云：黃芪有白水芪[1]、木芪，功用皆同。惟木芪莖短而理橫，折之如綿，皮黃褐色，肉內白色，謂之綿黃芪。若但堅脆、味苦者，謂之苜蓿根。世人以苜蓿根代之，頗能亂真，用者宜審。其治氣虛盜汗并自汗，卽皮表之藥。又治皮膚痛，則表藥可知。又治咯血，柔脾胃，是又爲中州藥也。又治傷寒尺脉不至。又補腎藏之元氣，以爲里藥。乃是上、中、下，內、外三焦之藥也。《圖經》只言河東者，沁州綿上[2]是也，故謂之綿芪。味甘如蜜，兼體骨柔軟。

1　白水芪：《湯液本草》卷三"黃芪"條此下還有赤水芪，該書未引。

2　只言……綿上：原作"言河東者沁者綿上"，文不通貫。今據《湯液本草》卷三"黃芪"條補正。

"別説"云：黄芪本出綿上者爲良，蓋以地産爲綿。若以柔韌如綿爲綿，而偏者亦柔韌，但當以堅脆、甘苦爲別也。《衍義》云：黄芪、防風，世多相須而用。東垣云：黄芪、人參、甘草，此三味退熱之聖藥也。《靈樞》云：衛氣者，所以溫分肉而充皮膚，肥腠理而司開闔。黄芪既補三焦，實衛氣，與桂同，特益氣異爾。然亦在乎佐使。桂則通血脉，亦能破血而實衛氣，通内而實外者歟。桂以通血言，則芪爲實氣也。

《日華子》云：黄芪惡龜甲、白鮮皮。大能補氣，呼爲藥中羊肉也。

其性畏防風，而防風能制黄芪。黄芪得防風，其功愈大，蓋因相畏而實相使也。

防風

《圖經》云：防風生沙苑，今淮、浙州郡有之。

純陽。性溫，味甘、辛，無毒。

足陽明胃經，足太陰脾經，乃二經之行經藥，太陽經本經藥。

《本草》云：主大風頭眩痛，惡風，風邪，目盲無所見。風行周身，骨節疼痹，煩滿，脅痛脅風，頭面遊風[1]去來，四肢攣急，字乳、金瘡内痙。去蘆并釵股用。

潔古云：療風通用。瀉肺實如神。散頭目中滯氣，除上焦風邪。又爲去濕藥之使，風能勝濕故也。誤服瀉人上焦元氣。

東垣云：防風辛、溫，氣味俱薄，浮而升，陽也。凡瘡在胸膈已上，雖無手足太陰症，亦當用之。爲能散結、去上部風。病人身體拘急者，風也。諸瘡見此症者，亦須用之。若脊痛項強、不可回顧，腰似折，項似拔者，乃手足太陽症，正當用之。又云：防風能制黄芪，黄芪得防風，其功愈大。又云：防風盡治一身之痛，乃卒伍卑賤之職，聽令而行，隨所引而至，乃風藥中之潤劑也。雖與黄芪相制，乃相畏相使者也。又云：防風，身去人身半已上風邪，梢去[2]人身半已下風邪。主治諸風。

丹溪云：人之口通乎地，鼻通乎天。口以養陰，鼻以養陽。天主清，故鼻

1　遊風：原脱，則義不明。據《湯液本草》卷三"防風"條引《本草》補。

2　去：原誤作"云"。據《湯液本草》卷三"防風"條引《珍》云"改。

不受有形而受無形爲多；地主濁，故口受有形而兼乎無形。昔王太后病風，不能言而脉沉，其事急，若以有形之湯藥則緩不及[1]事，乃造防風及湯數斛，置於床下，氣如烟霧，使口鼻皆受。其夕便得語。藥力薰蒸，其效如此，善醫者宜取法焉。

《本草》又云：得澤瀉、藁本，療風；得當歸、芍藥、陽起石、禹餘糧，療婦人子臟風。殺附子毒。惡乾薑、藜蘆、白斂、芫花。

《日華子》云：治三十六般風，男子一切勞。

升麻

陶隱居云：升麻舊出寧州，極堅實。今惟出益州者好。

氣平，味苦、甘。微苦微寒，味薄氣厚，陽中之陰也。無毒。

陽明經本經藥。亦走手陽明經、太陰經。

《本草》云：主解百毒，殺百精老物殃鬼，辟瘟疫瘴氣、邪氣，蠱毒入口皆吐出。中惡腹痛，時氣毒癘，頭痛寒熱，風腫諸毒，喉痛口瘡。

成聊攝云：《玉函》曰：大熱之氣，寒以取之；甚熱之氣，以汗發之。麻黃、升麻之甘，以發浮熱。

潔古云：升麻乃足陽明胃、足太陰脾行經藥也。若補脾胃，非此爲引用不能補。若得白芷、葱白之類，亦能走手陽明、太陰。非此四經，不可用也。能解肌肉間熱，此手、足陽明傷風引用之藥也。《主治秘訣》云：氣溫，味辛。氣味俱薄，浮而升，陽也。其用有四：手、足陽明引經，一；升陽氣于至陰之下，二；陽明經分頭痛，三；去風邪在皮膚及至高之上，四也。治脾痹，非升麻梢不能除。又緩帶脉之急，胃虛陽氣鬱遏者宜之。

好古曰：牙根浮爛，惡臭，太陽衄䘌，瘡家聖藥。

東垣云：主發散陽明經風邪。元氣不足者，用此于陰中以升其陽氣上行也。又云：引葱白散手陽明之風邪，引石膏止足陽明之齒痛。

海藏云：升麻入足陽明。若初病太陽症便服升麻、葛根，發出陽明經汗，或失之過。陽明經燥，太陽經不可解，必傳陽明矣。故投湯不當，非徒無益，而又害之也。朱氏云：瘀血入里，若衄血、吐血者，犀角地黃湯，乃陽明之聖

1　及：原誤作“急”。據《本草衍義補遺》“防風黃芪”條引《本草》改。

藥也。如無犀角，以升麻代之。升麻、犀角，性味相遠不同，何以代之？蓋以升麻止是引地黃及餘藥同入陽明經耳。初病太陽症，服升麻可乎？仲景云：太陽病，若發汗、若下、若利小便，重亡津液，胃中乾燥，因而轉屬陽明病，其害不可勝言。仲景又云：太陽兀兀無汗者，葛根湯發之。若兀兀自汗者，表虛也，不宜用此。朱氏用葛根、升麻者，以表實無汗也。

升麻能令胃氣從右而上遷，柴胡能使胃氣從左而上達。

按　升麻引陽明清氣上行，柴胡引厥陰清氣上行，虛弱內傷之要藥也。大抵老人之氣降者多、升者少，秋冬之令多，春夏之令少，及虛弱之人，并宜此藥。《素問》曰：陰精所奉其人壽，陽精所降其人夭。窺其奧者，潔古、東垣二人而已。

葛根

陶隱居云：葛根生汶上川谷。解巴豆、野葛、百藥毒。

氣平，味甘，無毒。

陽明經引經藥。足陽明經行經的藥。

《本草》云：主消渴，身大熱，嘔吐，諸痺。起陰氣，解諸毒，療傷寒中風頭痛，解肌發表，出汗，開腠理，療金瘡，止痛，脅風痛。

花：主消酒。

粉：味甘，大寒。主壓丹石，去煩熱，利大小便，止渴。小兒熱痞[1]，以葛根浸，搗汁飲之良。

《主治秘訣》云：性寒，味甘，氣味俱薄，體輕上行，浮而微[2]降，陽中陰也。其用有四：止渴，一也；解酒，二也；發散表邪，三也；發散小兒瘡疹難出，四也。

《衍義》云：治中熱酒渴病，多食行小便，亦能使人利。甄權曰：開胃下食。大明曰：煩熱發狂，止血痢，通小腸，排膿破血。藏器曰：生者墮胎，蒸熟消酒毒。潔古曰：升陽生津，脾虛作渴，非此不除。多用傷胃氣。仲景治太陽陽明合病，桂枝加麻黃葛根。又有葛根芩連解肌湯，用以斷太陽入陽明之路，非即

1　痞：原誤作“痓”。據《證類本草》卷八“葛粉”條改。
2　微：原作“做”，文義不通。據元代徐彥純《本草發揮》卷二“葛根”條引《主治秘訣》改。

太陽藥也。頭痛乃陽明中風，可用葛根葱白湯。若太陽初病，未入陽明而頭痛者，不可便服以發之，是引賊入家也。東垣曰：葛根鼓舞胃氣上行，治虛瀉之聖藥。夫風藥多燥，葛根獨止渴者，以其升胃家下陷，上輸肺金以生木耳。

按　麻黃乃太陽經藥，兼入肺經，肺主皮毛；葛根乃陽明經藥，兼入脾經，脾主肌肉。發散雖同，所入迥異也。本功外散鬱火。

生津止渴者，能升胃氣、除胃熱故也。

當歸

《本草》云：當歸生川蜀、陝西。色白肥大爲上。畏菖蒲、海藻、牡蒙。

氣溫，味辛、甘而大溫。氣味俱輕，陽也。甘、辛，陽中微陰。無毒。

入手少陰經，足太陽經、厥陰經。

《主治秘訣》云：性溫，味辛。氣厚味薄，可升可降，陽中陰也。其用有三：心經本藥，一也；和血，二也；治諸病夜甚，三也。治上治外，須以酒浸，可以潰堅。凡血受病須用之。眼痛不可忍者，以黃連、當歸根，酒浸煎服。又云：血壅而不流則痛。當歸身：辛溫以散之，使氣血各有所歸。

東垣云：當歸梢，主癥癖，破惡血，并產後惡血上衝。去諸瘡瘍腫結，治金瘡惡血，溫中、潤燥、止痛。又云：當歸、熟地黃、牡丹皮，此三味于諸經，和血、生血、涼血之藥也。又云：血刺痛用當歸，詳上下用根梢。酒洗、糖黃色者，嚼之大辛，可能潰堅，治血通用。甘以和血，辛溫以潤內寒，苦以助心散寒。

成聊攝云：《內經》曰：脉者血之府也。諸血皆屬心，通脉者，必先補心益血。苦先入於心，當歸之苦以助心血。

論云：補女子諸不足，此言盡當歸之用。

《本草》云：主欬逆上氣，瘟瘧，寒熱洗洗[1] 在皮膚中，婦人漏下絕子，諸惡瘡瘍、金瘡，煮汁飲之。溫中止痛，及腰痛，除客血內塞[2]，中風痙，汗不出，濕痹中惡[3]，客氣，虛冷，補五臟，生肌肉。氣血昏亂，服之卽定。有各歸氣血之

---

1 洗洗：原脫一“洗”字。據《證類本草》卷八“當歸”條引《本經》補。
2 除客血內塞：原作“止客血內寒”。據《證類本草》卷八“當歸”條引《別錄》改。
3 惡：原誤作“風”。據《證類本草》卷八“當歸”條引《別錄》改。

功，故名當歸。

雷公曰：得酒浸過良。若要破血，卽使頭節硬實處。若要止痛、止血，卽用尾。若一時用，不如不使。

易老云：用頭則破血，用尾則止血。若全用，則一破一止，則和血也。入手少陰，以其心主血也；入足太陰，以其脾裹血也；入足厥陰，以其肝藏血也。頭能破血，身能養血，尾能行血。用者不分，不如不使。若全用，在參、芪，皆能補血；在牽牛、大黃，皆能破血。佐使定分，用者當知。從桂、附、茱萸則熱；從大黃、芒硝則寒。諸經頭痛，俱在細辛條下。惟酒蒸當歸，又治頭痛，以其諸頭痛皆屬木，故以血藥主之。

《藥性論》云：臣。畏生薑，惡濕麪。

《經》云：當歸主咳逆上氣。

按　當歸爲血分要藥，《經》何獨言治咳逆上氣耶？辛溫而散，乃血中氣藥也。咳逆上氣，多有陰虛、陽無所附者，用血藥補陰，則血和而氣亦降矣。況其微苦，原有直行之性乎？

丹溪云：氣病補血，雖不中病，亦無害也。殊不知補血藥無過二地、當歸。若服過多，其性纏滯，每見胃氣弱，不能運行，血越上竅者，用此以爲涼血補血之劑，反致胸膈痞悶，飲食少進，吐瀉短氣，嘔血，日漸危迫，此皆用血藥傷其衝和胃氣，安得謂無害耶？大抵血虛固不可專補其氣，而氣虛亦不可過補其血。在人斟酌爲當也。

川芎

《本草》云：川芎生武功川谷。得細辛，療金瘡止痛；得牡蠣，療頭風吐逆。氣溫，味辛，純陽。無毒。

入手、足厥陰經，少陽經本經藥。

《本草》云：主中風入腦頭痛，寒痹筋攣緩急，金瘡，婦人血閉無子，除腦中冷動，面上遊風去來，目淚出，多涕唾，忽忽如醉，諸寒冷氣，心腹堅痛，中惡，卒急腫痛，脅風痛，溫中除內寒。甄權曰：腰腳軟弱，半身不遂，胞衣不下。大明曰：一切風，一切氣，一切勞，一切血。破宿食，養心血。吐血、鼻血、溺血，腦癰發背，瘰癧瘿贅，痔瘻瘡疥，長肉排膿。好古曰：搜肝氣，潤肝燥，補風虛。白芷爲之使。畏黃連。

潔古云：補血，治血虛頭疼之聖藥也。治妊婦數月始動，加當歸，二味各二錢，水二盞，煎至一盞，服之神效。《主治秘訣》云：性溫，味辛苦。氣味俱薄，浮而升，陽也。其用有四：手少陽引經，一也；諸經所痛，二也；助清陽之氣，三也；去濕氣在頭，四也。

東垣云：頭痛須用川芎。如不愈，加各引經藥：太陽，羌活；陽明，白芷；少陽，柴胡；太陰，蒼术；厥陰，吳茱萸；少陰，細辛。如頂巔痛，去川芎，用加藁本。又曰：芎藭，味辛，溫。純陽。主中風入腦，頭面風。

海藏云：易老言川芎上行頭角，下行血海，故清神、四物，皆所用也。入手、足厥陰。《衍義》云：頭面風不可缺也。然須以他藥佐之。若單服既久，則走散真氣。

按　《衍義》謂久服川芎，令人暴死。夫川芎肝家藥也，若單服既久，則辛喜歸肺。肺氣偏勝，金來賊木。肝必受邪，久則偏絕，故曰暴死。使配合得宜，寧有此害哉？虞天民謂：骨蒸多汗及氣弱者，決不可服。其氣辛散，能泄真氣而陰愈虛也。

同生地酒煎，禁崩漏不止。

生地黃

忌犯鐵器，令人腎消。蘿蔔同食，令人髮白。

氣寒，味苦。陰中之陽。甘苦，大寒。無毒。

入手太陽經、少陰經之劑。

《本草》云：主婦人崩中血不止，及產後血上薄心悶絕，傷身胎動下血，胎不落，墮墜踠折，瘀血留血，衄鼻吐血，皆搗飲之。

潔古云：生地黃，性寒，味苦。涼血，補腎水真陰不足。治少陰心熱在內。此藥太寒，宜斟酌用之，恐損胃氣。《主治秘訣》云：性寒，味苦。氣薄味厚，沉而降，陰也。其用有三：涼血，一也；除皮膚燥，二也；去諸濕澀，三也。又云：陰中微陽，酒浸上行。

海藏云：手少陰、手太陽之藥。故錢氏瀉丙，與木通同用，以導赤也。諸經之血熱，與他藥相隨，亦能治之。溺血便血亦治之。

崔元亮云：治一切心痛，用生地黃冷淘食之。隨食多少，搗絞取汁，搜麵作餅亦可。

《圖經》云：欲辨精粗，初採得，以水浸。有浮者名天黃，不堪用；半沉者名人黃，爲次；其沉者名地黃，最佳也。

得麥門冬，引入所補之鄉。花名地髓，服可延年。

熟乾地黃

味甘、苦。日乾者平，火乾者溫。無毒。

味厚。味厚氣薄，陰中陰也。

入手、足少陰經、厥陰經。

《本草》云：主折跌絕筋傷中，逐血痹，填骨髓，長肌肉。作湯，除寒熱積聚，除痹。主男子五勞七傷，女子傷中，胞漏下血。破惡血，溺血。利大小腸，去胃中宿食，飽力斷絕。補五臟內傷不足，通血脉，益氣力，利耳目。生者尤良。得清酒、麥門冬尤良。惡[1]貝母，畏蕪荑。

潔古云：熟地黃酒洗，九蒸，假酒力則微溫，補血虛不足，虛損血衰之人須用。善黑鬚髮。忌萊菔。《主治秘訣》云：性溫，味苦、甘。氣薄味厚，沉而降，陰也。其用有五：益腎水真陰，一也；和產後血氣，二也；去腹臍急痛，三也；養陰退陽，四也；壯水之源，五也。治外、治上，以酒浸之。

東垣云：地黃，生則性大寒而涼血，熟則性微溫而補腎。又云：熟地黃、當歸身、牡丹皮，此三味諸經中和血、生血、涼血。

海藏云[2]：生地黃治手足心熱及骨蒸熱。入手、足少陰，手、足厥陰，能益腎水而涼血。其脉洪實者宜用生地黃。若脉虛者，則宜熟地黃。假火力蒸九次，故能補腎中元氣。仲景制八味丸，以熟地黃爲諸藥之首者，天一所生之源也。湯液四物湯以治藏血之臟，亦以熟地黃爲君者，癸乙同歸一治也。蒸搗不可犯鐵器。陳藏器云：蒸乾則溫補，生乾則平宣[3]。

《機要》云：臍下發痛[4]者，腎經病也，非地黃不能除。補腎益陰之劑，二宜丸加當歸爲補髓煎。補腎滋陰之劑，更無先於此。然生地黃生血，胃氣寒者服，恐妨食，宜酒炒。用熟地黃補益，痰飲多者服，恐泥膈，宜薑汁炒用。

1　惡：原誤作“畏”。據《證類本草》卷六“干地黃”條改。

2　海藏云：《湯液本草》卷三“熟地黃”條此下乃“東垣云”，此處恐誤引。

3　宣：此字原誤在“機要”二字之前。據《湯液本草》卷三“熟地黃”條移此。

4　痛：原作“熱”，據《湯液本草》卷三“熟地黃”條引“機要”作“痛”改。

蕭炳云：熟、生二地，皆黑鬚髮聖藥。

同天門冬，引入所補之地。

柴胡

雷公云：柴胡，莖長軟，皮赤黃。出銀州銀縣西畔。生處多有白鶴、綠鶴，於此翔處，是柴胡香氣直上雲間。若有過往，聞者皆氣爽。銀刀削皮，切用，勿令犯火。

氣平，味微苦，微寒。氣味俱輕，陽也，升也，純陽。無毒。

《本草》云：主心腹，去腸胃中結氣，飲食積聚，寒熱邪氣，推陳致新，除傷寒心下煩熱，諸痰熱結實，胸中邪逆，五臟間遊氣，大腸停積水脹，及濕痹拘攣。亦可作浴湯。久服輕身明目益精。半夏爲之使，惡皂莢。成無己云：柴胡之苦，以發表熱。又云：柴胡、黃芩之苦，入心而折熱。

潔古云：柴胡除虛勞煩熱，解散解熱，去早晨[1]潮熱。此手、足少陽、厥陰四經行經藥也。善除本經頭痛，非他藥所能止。治心下痞，胸膈中痛。能引胃氣上升，以發散表熱，去寒熱往來。膽痹非柴胡梢不能除之。又云：脅下痛，往來寒熱，及日晡發熱，用柴胡。

《主治秘訣》云：柴胡，味微苦，性平，微寒。氣味俱輕，陽也，升也。少陽經分藥。偏頭痛乃少陽也，非柴胡不能除。

東垣云：柴胡瀉肝火，須用黃連佐之。欲上升，則用根酒浸。欲中及下降，則生用梢。又治瘡瘍癖積之在左。又曰：十二經瘡藥中須用，以散諸經血結氣聚。功用與連翹同。

海藏云：入足少陽，主東方分之氣也。在經主氣，在藏主血。證前行則惡熱，卻退則惡寒。雖氣微寒，味之薄者，故能行[2]經，是主氣也。若佐以三棱、廣茂、巴豆之類，故能消堅積，是主血也。婦人經水，適大適斷，傷寒雜病，潔古須用小柴胡主之，加以四物之類，并秦艽、牡丹皮輩，同爲調經之劑。

《衍義》云：柴胡，《本經》并無一字治勞。今人治勞方中，鮮有不用者。嗚呼！凡此誤世多矣。嘗原病勞有一種真臟虛損，復受邪熱，因虛而致勞，故

1　晨：原誤作"農"。據《湯液本草》卷三"柴胡"條引"象曰"改。

2　行：原作"有"，義晦。據《湯液本草》卷三"柴胡"條此作"行"，義長，因改。

曰：勞者[1]，牢也。須斟酌用之。如《經驗方》中治勞熱，青蒿煎丸，用柴胡正合宜耳，服之無不效。熱去即須急已。若或無熱而得此，則病愈甚。《日華子》又謂補五勞七傷，《藥性論》亦謂治勞之羸瘦。若此等病，苟無實熱，醫者執[2]而用之，不亡何待？注釋本草，一字亦不可忽。蓋萬世之後，所誤無窮耳。

諸瘧以柴胡爲君。瘡疽須用柴胡，散諸經血結氣聚。

時珍曰：頭痛，目赤障翳，熱入血室，痘疹餘熱，五疳羸熱，勞在肝膽，心有熱者，必用柴胡。勞在脾胃有熱，或陽氣下陷，亦必用之。勞在肺腎者，不可用耳。然據東垣之言，無不可用者。但要精思病源，加減佐使。寇氏不分經絡有熱無熱，乃謂柴胡概不治勞，殊非通論。

按　柴胡乃疏肝要劑。孫琳謂皮膚、臟腑、骨髓皆熱，非銀柴胡莫可治者。後世讀《衍義》數言，遂輕廢置，毋乃侏儒觀場，隨衆喧喝乎？

《衍義》云：張仲景治寒熱往來似瘧，必用柴胡主之。有大小柴胡二湯，爲最要之藥。

細辛

陶隱居云：今用東陽臨海者，形段乃好，而辛烈不及華陰、高麗者。用則去其頭節。人患口臭者，含之多效。最能除痰明目。忌狸肉。

氣溫，味大辛。純陽。性溫，氣厚于味，陽也。無毒。

少陰經藥。手少陰經之藥。

《本草》云：主咳逆，頭痛腦動，百節拘攣，風濕痹痛，死肌，溫中下氣，破痰，利水道，開胸中，除喉痹，齆鼻，風癇癲疾，下乳結，汗不出，血不行，安五臟，益肝膽，通精氣。久服明目，利九竅。治惡風頭風，止眼風淚下，除齒痛，治頭面痛不可缺者也。

成聊攝云：細辛、附子之辛，以溫少陰之經。

潔古云：治少陰經頭痛如神。當少用之。獨活爲之使。《主治秘訣》云：性溫，味辛，氣厚於味，輕清上浮而升，陽中陰也。止諸陽頭痛，諸風通用。辛熱，溫少陰之經，散水寒，治內寒。

---

1 者：原作“中”。據《本草衍義》卷七“柴胡”條改。
2 執：原作“取”。據《本草衍義》卷七“柴胡”條改。

　　東垣云：細辛味大辛，純陽。主手少陰經頭痛。又云：去風頭痛及皮膚風熱。

　　海藏云：東垣言細辛治邪在里之表，故仲景少陰症用麻黃附子細辛湯也。易老云：治少陰苦頭痛。太陽則羌活，少陰則細辛，陽明則白芷，太陰則蒼术，厥陰則川芎、吳茱萸，少陽則柴胡。用者隨經，不可差也。細辛香味俱細而緩，故治少陰，與獨活頗相類。

　　《本草》又云：曾青、棗根爲之使。得當歸、芍藥、白芷、川芎、牡丹、藁本、甘草，共療婦人。得決明、鯉魚膽汁、青羊肝，共療目痛。惡狼毒、山茱萸、黃芪，畏硝石、滑石。反藜蘆。

　　療婦人血閉神方。得決明、魚膽、羊肝，止風淚目疼。

　　劫劑。

羌活

　　陶隱居云：羌活多節，軟潤，氣息極猛烈。出益州北部。

　　氣微溫，味苦，甘、平。苦、辛，氣味俱輕，陽也。無毒。

　　足太陽經、厥陰經藥。太陽經本經藥也。

　　味辛、苦，無毒。治賊風多癢，血癩，手足不遂，口面喎斜，遍身瘑痹，治一切風，赤目疼痛。

　　潔古云：羌活，治肢節疼痛，手足太陽本經風藥也。加川芎，治足太陽、少陰頭痛，透關利節，又治風濕。《主治秘訣》云：性溫，味辛。氣味俱薄，浮而升，陽也。其用有五：手足太陽引經，一；風濕相兼，二；去肢節痛，三；除癰疽敗血，四；治風濕頭痛，五也。

　　東垣云：羌活、獨活、防風，此三味治手足太陽症，脊痛項強，不可回顧，腰似折，項似拔者。

　　海藏云：羌活，君藥也。非無爲之主[1]，乃撥亂反正之主也。故大無不通，小無不入。關節痛非此不治。太陽經頭痛、肢節痛，一身盡痛，非羌活不能除。足太陽、足厥陰、足少陰藥也。與獨活不分二種。後人用羌活，多用鞭節者；用獨活，多用鬼眼者。羌活則氣雄，獨活則香細。故氣雄者入太陽，香

────────────────

1　主：原誤作“二”。據《湯液本草》卷三“羌活”條引“液云”改。

細者入少陰也。錢氏瀉青丸用此者，壬乙同婦一治也。或問治頭痛者何？答曰：巨陽從頭走足，惟厥陰與督脉會於巔，逆而上行，諸陽不得下，故令頭痛也。足太陽、厥陰之藥也。

獨活

氣味與羌活同。無毒。氣厚味薄，升也。苦、辛。

足少陰腎經行經之藥。

《本草》云：主風寒所擊，金瘡止痛，賁豚癇痓，女子疝瘕，療諸賊風，百節痛風，無久新者。

《液》云：獨活細而低，治足少陰伏風，而不治太陽。故兩足寒濕痹，不能動止，非此不能除。

《象》云：若與細辛同用，治少陰經頭痛。一名獨搖草。得風不搖，無風自搖。去皮淨用。《秘訣》云：性溫，味苦。氣厚味薄，沉而升，陰中陽也。治風須用，及能燥濕。《經》云：風能勝濕。頭暈目眩，非此不能除。時珍曰：獨活、羌活，乃一類二種。中國者爲獨活，西羌者爲羌活。以爲二物，非矣。但羌活紫色氣雄，可理遊風；獨活黃色氣細，可理伏風。

《唐本》注云：療風用獨活，兼水用羌活。

白术

陶隱居云：今白术生杭越、宣州者佳。

氣溫，味甘。苦而甘溫。味厚氣薄，陰中陽也。無毒。

入手太陽、少陰經。足陽明、太陰、少陰、厥陰四經。

丹溪云：白术有汗則止，無汗則發。與黃芪同功。味亦有辛，大能消虛痰也。

成聊攝云：脾惡濕。甘先入脾，茯苓、白术之甘，以益脾逐水。

潔古云：白术除濕益燥，和中益氣，利腰臍間血，除胃中熱。《主治秘訣》云：氣溫，味甘、微苦。氣味俱薄，浮而升，陽也。其用有九：溫中，一；去脾胃濕，二；除脾胃熱，三；強脾胃、進飲食，四；和脾胃以生津液，五；主肌熱，六；治四肢困倦，目不欲開，怠惰嗜臥，不思飲食，七；止渴，八；安胎，九也。

又云：脾胃受熱濕，沉困無力，怠惰嗜臥，并去痰，須用白术。飲水多，因致傷脾，須用白术、茯苓、猪苓；水瀉，須用白术、茯苓、芍藥。又云：非白术不能去濕。

東垣云：白术味苦而甘，性溫，味厚氣薄，陽中陰也。去諸經中濕而理脾胃。潔古云：溫中去濕，除熱强胃。蒼术亦同，但味頗厚耳，下行則用之。甘溫補陽，益脾逐水。寒淫所勝，甘以緩脾生津去濕，渴者用之。又云：白术佐黃芩以安胎，君枳實以消痞。

海藏云：《本草》本條下無蒼與白之名，近代多用白术治脾間風，止汗消痞，補胃補中，利腰臍間血，利水道。上而皮毛，中而心胸，下而腰臍之間。在氣主氣，在血主血。入手太陽、足陽明、手少陰、足太陰、足厥陰。潔古云：非白术不能去濕，非枳實不能消痞。除濕利水，如何是益津液？汪機曰：脾惡濕，濕勝則氣不得施化。津何由生？故膀胱者，州都之官，津液藏焉，氣化則能出焉。用白术以除濕，則氣得周流而津生矣。

《藥性論》云：白术忌桃、李、雀肉、菘菜、青魚。

《日華子》云：止反胃嘔逆，痃癖氣塊，山嵐瘴氣。

用東壁陳土炒者，竊東方生氣以補脾。

奔豚恐其閉氣，癰疽惡其生膿。哮喘誤服，壅窒不已。

蒼术

《圖經》云：蒼术出漢中南鄭，今茅山者爲佳。

氣溫，味甘。

入足陽明、太陰經。

《象》云：主治同白术。若除上濕，發汗功最大。若補中焦，除濕，力小於白术也。

《衍義》云：其長大如大拇指，肥實，皮色褐，氣味辛烈。須米泔浸洗，再換泔浸二日，去上粗皮。

東垣云：入足陽明、太陰。能建胃安脾。

本草不言蒼、白。其蒼术別有雄壯上行之氣，能除濕，下安太陰，使邪氣不內傳于太陰也。以其經泔浸、火炒，故能發汗。與白术止汗特異。用者不可以此代彼。蓋蒼、白有止、發之異也。

丹溪云：蒼术治上中下濕痰，俱可用之。

《抱朴子内篇》曰：南陽文氏，值亂逃壺山中，飢困欲死。有一人教之食術，遂不飢。數十年乃還鄉里，顏色更少，氣力轉勝。故术亦名山精。《農藥經》云：必欲長生，常服山精。正术之謂歟！

《聖惠方》：治雀目，不計時月，用蒼术二兩爲末，每用一錢，以青羊肝一個，用竹刀挑破，擦藥在內，麻繩纏定，以粟米泔水一大碗煮熟，先熏眼，熱氣盡，卽喫之，妙。

甘草

陶隱居云：河西上郡不復通市。今出蜀、漢中，悉從汶上諸夷中來。堅實、紫黃色者是枹罕[1]地者，最佳。

氣平，味甘。陽也。無毒。

入足厥陰經、太陰經、少陰經。

《象》云：生用大瀉熱火，炙之則溫，能補上焦、中焦、下焦元氣。和諸藥，相協而不爭。性緩，善解諸急，故名國老。去皮用。甘草梢子生用爲君，去莖中痛，或加苦楝、酒煮玄胡索爲主，尤妙。

《心》云：熱藥用之緩其熱，寒藥用之緩其寒。《經》曰：甘以緩之。陽不足，補之以甘。中滿禁用。寒熱皆用，調和藥性，使不相悖。炙之散表寒，除邪熱，去咽痛，除熱，緩正氣，緩陰血，潤肺。

《珍》云：養血補胃。梢子：去腎中之痛。胸中積熱，非梢子不能除。節：消腫導毒。

《本草》云：主五臟六腑寒熱邪氣，堅筋骨，長肌肉，倍力。金瘡尰，解毒，溫中下氣，煩滿短氣，傷臟咳嗽，止渴，通經脉，利血氣，解百藥毒。爲九土之精。

《藥性論》云：君。忌猪肉。

《內經》曰：脾欲緩，急食甘以緩之。甘以補脾，能緩之也。故湯液用此以建中。又曰：甘者令人中滿。又曰：中滿者勿食甘。則知非中滿之藥也。甘入脾，歸其所喜故也。或問：附子理中湯、調胃承氣湯，皆用甘草者，如何是調和之意？曰：附子理中用甘草者，恐其大僭也。調胃承氣用甘草者，恐其速

---

1 枹罕：原誤作"抱罕"，無此地名。枹罕在今甘肅臨夏縣。

下也。二藥用之，非調和也，皆緩之也。小柴胡湯用柴胡、黃芩之寒，入參、半夏之溫，其中用甘草者，卽有調和之意。風髓丹用甘草者，緩腎濕而生元氣，亦甘補之意也。《經》曰：以甘補之，以甘緩之，以甘瀉之。

《本草》云：治七十二種石毒，一千二百般草木毒，調和諸藥有功，故名國老。雖非君而爲君所宗，所以安和草石而解諸毒也。於此可見調和之意者。夫五味之用，苦直行而瀉，辛橫行而散，酸束而收斂，鹹止而軟堅，甘上行而發。如何《本草》言下氣？蓋甘之味，有升降浮沉，可上可下，可内可外，有和有緩，有補有瀉，居中之道盡矣。入足太陰、足厥陰、足少陰三經，能治肺痿之膿血。若作吐劑，能消五發之癰疽。每用甘草二兩，水三碗，慢火熬至半碗，去滓服之，消瘡腫，與黃芪同功。黃芪亦能消諸腫癰疽，修治之法與甘草同。

丹溪云：生甘草大緩諸火邪，下焦藥宜少用，恐太緩不能直達。

《本草》又云：术、乾漆、苦參爲之使。惡遠志。反大戟、芫花、甘遂、海藻四物。夫甘草與大戟、芫花、甘遂、海藻相反，而仲景十棗湯治水腫痰癖，東垣潰堅湯治項下結核，丹溪蓮心散治瘰癧，并皆有犯，乃不爲害，何也？因病勢已拙，非翻江倒海之藥，不能撥亂反正。猶人參與藜蘆相反，古方用以吐頑痰同義。此相反之中，自有相成之妙。必深於醫者，始足以語此。

好古云：謂不滿而用炙草，爲之補；滿而用生草，爲之瀉。能引諸藥，直至滿所。《經》曰"以甘瀉之"是也，人所不知。頭，入吐藥有功。梢，達腎清相火。趙戡峰用以代黃柏、知母甚妙。

雷公云：凡使，去頭尾三寸許，酒浸炙，去皮。

《外台秘要》云：救急消瘦，甘草三兩炙，每日以小便煮三四沸，頓服之良。

麻黃

《圖經》云：麻黃生晉地及河東，以滎陽、中牟者爲佳。

氣溫，味苦，甘而苦，氣味俱薄，陽也，升也。甘、熱，純陽。無毒。

手太陰之劑。入足太陽經。走手少陰經、陽明經藥。

《本草》云：主中風傷寒頭痛，溫瘧，發表出汗，去邪熱氣。止厥逆上氣，除寒熱，破癥堅積聚。

《本草》又云：厚朴爲之使。惡辛夷、石韋。去節煮三二沸，去上沫，否則令人心煩悶。

潔古云：麻黃發太陽、少陰經汗，入手太陰。《主治秘訣》云：性溫，味甘、辛。氣味俱薄，輕清而浮，升，陽也。其用有四：去寒邪，一也；肺經本藥，二也；發散風寒，三也；去皮膚寒濕及風，四也；泄衛中實，去榮中寒。又云：麻黃，苦爲在地之陰，陰當下血，何謂發汗而升上？《經》云：味之薄者，乃陰中之陽。所以麻黃發汗而升上，亦不離乎陰之體，故入手太陰也。

東垣云：去表上之寒邪，甘緩熱，去節用，以解少陰經之寒，散表寒，散煩熱。又云：麻黃主中風傷寒頭痛，發表出汗，通九竅，開毛孔，治咳逆上氣。

海藏云：麻黃入足太陽、手太陰，能泄衛實而發汗，及傷寒無汗咳嗽。夫麻黃治衛實之藥，桂枝治衛虛之藥。桂枝、麻黃，雖爲太陰經藥，其實榮衛藥也。以其在太陽地分，故曰太陽也。太陽病者，即榮衛。肺主衛，心主榮。衛爲氣，榮爲血。乃肺、心所主，故麻黃爲手太陰之劑，桂枝爲手少陰之劑。故傷寒傷風而咳者，用麻黃、桂枝，即湯液之源也。

按　麻黃輕可去實，爲發散第一藥。惟在表真有寒邪者宜之。或無寒邪，或寒邪在里，或飲食勞倦，或陰虛困憊，或傷風有汗等症，雖發熱惡寒，其不頭疼身疼而拘急，六脉不浮緊者，皆不可用。雖可汗之症，亦不宜多服。汗乃心之液，若不可汗而汗，與可汗而過汗，則心血爲之動矣。或亡陽，或血溢，而成大患，可不畏哉！丹溪以麻黃、人參同用，良有深心。

禹錫云：麻黃散遍身毒風，皮肉不仁，溫瘧瘟疫。根節能止汗。

白芷

《本草》云：白芷生河東川谷。

氣溫，味大辛。純陽，無毒。氣味俱輕，陽也。

陽明經引經藥。手陽明經本經藥。行足陽明經，于升麻湯四味內加之。

《本草》云：主女子漏下赤白，血閉，陰腫寒熱，風頭[1]侵目淚出，長肌膚，潤澤，可作面脂。療風邪，久渴吐嘔，兩脅滿，風痛頭眩目癢。

《日華子》云：補胎漏滑落，破宿血，補新血，乳癰發背，一切瘡疥，排膿止血生肌，去面皯疵瘢，明目。其氣芳香，治正陽陽明頭痛。與辛夷、細辛同用，治鼻病。內托用此長肌肉，則陽明可知矣。又云：當歸爲之使。惡旋覆花。

1　風頭：此下原衍"風"字。據《證類本草》卷八"白芷"條刪。

東垣云：白芷味辛，純陽。治風邪，止渴、嘔吐，頭風侵目淚出，頭眩目癢。治目赤弩肉，排膿，治瘡痍疥癬，長肌肉，散陽明經之風。又云：通行手、足陽明經。又爲手太陰之引經。

《主治秘訣》云：性溫，味辛。氣味俱輕，陽也。陽明行經之藥。治陽明經頭痛在額，及治風通用。去肺經風熱，頭面皮膚燥癢。其色白，味辛，行手陽明庚金。性溫，氣厚，行足陽明戊土。芳香上達，入手太陰辛金。肺者庚之弟，戊之子也。故所主之病，不離三經。

按　白芷，燥能耗血，散能損氣。中病卽止，不宜久用。

芍藥

氣微寒，味酸而苦。氣薄味厚，陰也，降也。陰中之陽。有小毒。

入手、足太陽經。

《本草》云：主邪氣腹痛，除血痹，破堅積，寒熱疝瘕，止痛，利小便，益氣，通順血脉，緩中，散惡血，逐賊血，去水氣，利膀胱。没藥、烏藥、雷丸爲之使。

《本草》又云：惡石斛、芒硝。畏硝石、鱉甲、小薊。反藜蘆。

成聊攝云：芍藥白補而赤瀉，白補而赤散也。又云：芍藥之酸，收斂津液而益榮。又云：正氣虛弱，收而行之，芍藥之酸，以收正氣。又云：酸收也，泄也。芍藥之酸，收陰氣而泄邪氣。又云：肺燥氣熱，以酸收之，以甘緩之。芍藥之酸，以收逆氣。

潔古云：白芍藥，補中焦之藥。炙甘草爲輔，治腹中痛。如夏月腹痛，少加黃芩；惡熱而痛，加黃蘗；若惡寒腹痛，加肉桂一分，白芍藥二分，炙甘草一分半。此仲景神品藥也。如寒月大寒腹痛，加桂一錢半，水二盞，煎一盞服。《主治秘訣》云：性寒，味酸。氣厚味薄，升而微降，陽中陰也。其用有六：安脾經，一也；治腹痛，二也；收胃氣，三也；止瀉痢，四也；和血脉，五也；固腠理，六也。白補赤散，瀉肝補脾。酒浸引經，止中部腹痛。去皮用。

東垣云：芍藥味酸而苦，微寒，氣薄味厚，陰也，降也。收脾經之陰氣，能除腹痛，酸以收之，扶陽而收陰氣，泄邪氣，扶陰。與棗、生薑同用，以溫經散濕，通塞，利腹中痛。謂氣不通，肺燥氣熱，酸收甘緩，下利必用之藥也。《經》

云肺欲收，以白芍藥之酸收之。

海藏云：《衍義》言芍藥全用根，其品亦多。須用花紅而單葉、山中者爲佳。花葉多則根虛。然其根亦多赤色，其味澀。若有色白粗肥者益好，餘如經。然血虛寒人，禁此一物。古人有言：減芍藥以避中寒。誠不可忽。今見花赤者爲赤芍藥，花白者爲白芍藥。俗云白補而赤瀉。東垣云：但澀者爲上[1]。或問[2]：古今方論以澀爲收，今《本經》言"利小便"，何謂也？東垣曰：芍藥能停諸濕而益津液，使小便自行，非通利之也。又腎主大小二便，以此益陰滋濕，故小便通也。又問：緩中何謂？曰：損其肝者，緩其中，即調血也。又問：當用何藥？曰：當用四物湯。其內有芍藥故也。赤者利小便、下氣；白者止痛散血。入手、足太陰。大抵酸澀者，爲收斂停濕之劑，故主手、足太陰。收降之體，又能至[3]血海而入九地之下，復至厥陰也。後人用赤瀉白補者，以其色在西方，故補；在南方，故瀉也。

丹溪云：白芍藥酒浸炒，與白朮同用則補脾，與川芎同用補肝，與人參、白朮同用，則補氣。治腹中痛，下利者必炒，後重者不炒。惟治血虛腹痛，諸腹痛皆不可。治產後勿用，以酸寒伐生生之氣也。

按　芍藥平肝木以培血海，蓋損其肝者緩其中，非本功有補也。產後禁用，豈非瀉肝之故耶？議補虛者審之！

《日華子》云：白芍治女子一切病，并胎前產後諸疾。通月水，退熱除煩，血暈頭痛，腸風瀉血。海鹽、杭越者俱好。

木通

氣平，味甘。甘而淡，性平味薄，陽也。無毒。

《本草》云：除脾胃寒熱。入心胞絡、小腸、膀胱三經。色白而細者佳。《經》曰"通九竅，去惡蟲"。隱居曰：脾疸，心煩，噦出音聲[4]，治聾，散腫，墮胎。甄權曰：治五淋，利小便，開關格，治多睡。大明曰：排膿破血，止痛催生，通經下乳。東垣曰：利小便，與琥珀同功。瀉小腸，無它藥可比。甘淡能助西方

1　上：原誤作"土"。據《湯液本草》卷三"芍藥"條引"東垣云"改。

2　問：原誤作"門"。據《湯液本草》卷三"芍藥"條引"東垣云"改。

3　至：原作"治"。據《湯液本草》卷三"芍藥"條引"東垣云"改。

4　噦出音聲：原僅"出音"二字。據《證類本草》卷八"通草"條引《別錄》補正。

秋氣下降，專瀉氣滯。肺受熱邪，氣化之源絕，則寒水斷流，宜此治之。時珍曰：泄火則肺不受邪，能通水道則濕熱皆去。導赤散用之，亦瀉南補北、扶西抑東之意。

按　君火爲邪，宜用木通；相火爲邪，宜用澤瀉。利水雖同，用各有別。

《賦》云：木通瀉小腸火積而不散，利小便熱閉而不通。

燈心草

潔古云：氣平，味甘。通陰竅澀不利，利小便，除水腫、癃閉、五淋。《主治秘訣》云：辛、甘，陽也。瀉肺，燈心屬土，火燒爲灰，取少許吹喉中，治急喉痹甚捷。小兒夜啼，亦用燈心燒灰，塗乳上與喫。

燈心治諸蟲入耳，挑不出，以燈心浸油，釣出蟲。

人家點燈，俱煮過者。須求生者入藥爲妙。罐藏冰片，多加燈草，分兩不耗。

藁本

《圖經》云：藁本，今西川、兗州、杭州有之。葉似白芷香。畏青葙子。治一百六十種惡風。

氣溫，味大辛。苦、微溫，氣厚味薄，陽也，升也。純陽。無毒。

太陽經本經藥。引諸藥上至巔頂。

《本草》云：主婦人疝瘕，陰中寒、腫痛，腹中急。除風頭痛，長肌膚，悅顏色，辟霧露，潤澤，療風邪軃曳，金瘡。作沐藥、面脂。實，主流風四肢。惡䕡茹。

《象》云：太陽經風藥。治寒邪結鬱於本經。治頭痛腦痛，大寒犯腦，令人腦痛，齒亦痛。

《心》云：專治太陽頭痛。其氣雄壯。《主治秘訣》云：味苦，性微溫。氣厚味薄而升，陽也。太陽頭痛必用之藥。足太陽本經藥也。頂巔痛，非此不能除。

東垣云：通行手、足太陽經，治風通用。又云：治頭面及遍身皮膚風濕。

海藏云：此與木香同治霧露之氣，與白芷同作面脂藥。仲景云：清明以前，立秋以後，凡中霧露之氣，皆爲傷寒。又云：清邪中于上焦，皆霧露之氣，神术白术湯內加木香、藁本,擇其可而用之。此既治風,又治濕,亦各從其類也。

陶隱居云:近以芎藭。根鬚亂藁本,大失真。

桔梗

陶隱居云:桔梗,近道處處有之。葉名隱忍。

氣微溫,味辛苦,陽中之陽。味厚氣輕,陽中之陰也。有小毒。

入足少陰經,入手太陰脉經藥。

《心》云:利嗌咽胸膈之氣,以其色白,故屬肺。辛、甘,微溫,治寒嘔。若咽中痛,桔梗散之也。

《本草》云:主胸脅痛如刀刺,腹滿,腸鳴幽幽,驚恐悸氣。利五臟腸胃,補血氣,除寒熱風痹,溫中消穀。療咽喉痛,下蠱毒。

《本草》又云:節皮爲之使。得牡蠣、遠志,療恚怒。得硝石、石膏,療傷寒。畏白及、龍眼、龍膽。

《主治秘訣》云:味辛、苦,微溫。味厚氣薄,陽中陰也。肺經之引藥。辛苦微溫,乃散寒嘔。若咽中痛,非此不能除。陽中之陽,謂之舟楫。諸藥中有此一味,不能下沉。治鼻塞,去蘆,米泔浸一宿,焙乾用。

東垣云:桔梗性涼,味甘苦,味厚氣薄,浮而升,陽也。其用有五:利胸膈咽喉氣壅及痛,一也;破滯氣及積塊,二也;肺部風熱,三也;清利頭目,四也;利竅,五也。

海藏云:入手太陰、足少陽經。易老言:桔梗與國老并行,同爲舟楫之劑。如用將軍苦瀉峻下之藥,欲引至胸中至高之分,成功非此辛甘不居。譬如鐵石入江,非舟楫不載,故用辛甘之劑以升之也。《衍義》云:治肺熱氣奔促,咳逆,肺癰排膿。乾咳乃痰火鬱在肺中,痢疾腹痛乃肺金之氣鬱在大腸,均宜桔梗開之。此藥能開提氣血,故鬱症中宜用也。

《集驗方》云:桔梗治肺癰聖藥。

牡丹皮

蕭炳云:今出臺州者佳。白補、赤利。

氣寒,味苦、辛。陰中微陽。辛苦,微寒,無毒。

手厥陰經,足少陰經。

《象》云：治腸胃[1]積血，及衄血、吐血必用之藥。

《珍》云：涼骨蒸。

《本草》云：主寒熱，中風，瘛瘲痙，驚癇邪氣，除癥堅瘀血留舍腸胃。安五臟，療癰瘡，除時氣頭痛客熱，五勞之氣，腰痛，風噤，癲疾。

易老云：治神志不足。神不足者手少陰[2]，志不足者足少陰。故仲景八味丸用之。牡丹乃天地之精，群花之首，葉爲陽，發生；花爲陰，成實；丹爲赤，即火。故能瀉陰中之火。牡丹皮：手厥陰、足少陰，治無汗骨蒸；地骨皮：足少陰、手少陽，治有汗骨蒸也。

時珍曰：和血、生血、涼血，古方惟以此治相火，故腎氣丸用之。後人專用黃柏，不知丹皮之功更勝也。千載秘奧，人所不知。

按　丹皮清火開鬱，則陰血既不受火燥，又不患阻滯。推陳致新，有殊功矣。

《日華子》云：牡丹皮，忌蒜。畏菟絲子。

除結氣，破瘀血，通經脉，下胞胎。調產後冷熱血氣攻作，補心腎而消腫癰。

黃連

《藥性論》云：黃連出宣州者絕佳。惡白僵蠶、冷水。忌猪肉。殺小兒疳蟲，點赤眼昏痛。鎮肝，去熱毒瘡痍。

《唐本》注云：江東者節如連珠，療痢大善。

氣寒，味苦。味厚氣薄，陰中陽也，升也。無毒。

入手少陰經。

《本草》云：主熱氣目痛，眦傷泣出，明目；腸澼[3]腹痛下痢，婦人陰中腫痛，五臟冷熱，久下泄澼膿血，止消渴，大驚，除水利[4]骨，調胃厚腸，益膽，療口瘡。久服令人不忘。酒炒則上行，薑汁炒，辛散衝熱有功。

《本草》又云：龍骨、理石、黃芩爲之使。惡菊花、芫花、玄參、白鮮皮。畏

1　胃：原闕。據《湯液本草》卷五“牡丹皮”條補。

2　陰：原作“陽”，手少陽乃三焦經，手少陰乃心經。《湯液本草》卷五“牡丹皮”條作“陰”，義長。據改。

3　澼：原誤作“癖”。據《證類本草》卷七“黃連”條改。後同不注。

4　利：原誤作“痢”。據《證類本草》卷七“黃連”條改。

款冬花，勝烏頭，解巴豆毒。

成聊攝云：苦入心，寒除熱。大黃、黃連之苦，以導瀉心下之虛熱。又云：上熱者，泄之以苦。黃連之苦以降陽。又云：蛔得甘則動，得苦則安。黃連、黃蘗之苦以安蛔。

潔古云：瀉心火，除脾胃中濕熱，治煩燥惡心，鬱熱在中焦，兀兀欲吐。味苦，氣味俱厚，可升可降，陰中陽也。其用有五：瀉心熱，一也；去中焦火，二也；諸瘡必用，三也；去風濕，四也；赤眼暴發，五也。又云：去中焦濕與熱，用黃連，瀉心火故也。眼痛不可忍者，用黃連、當歸根，酒浸煎服。宿食不消者，用黃連、枳實。海藏云：入手少陰經。性苦燥，故入心，火就燥也。雖然瀉心，其實瀉脾也。爲子能令母實，實則瀉其子。凡治血病，防風爲上使，黃連爲中使，地榆爲下使也。一方：令小兒終身不發斑瘡，煎黃連一口，兒初生未出聲時，灌之，大驗。已出聲時灌之者，斑雖發亦輕。古方以黃連治痢，苦燥之義也。今人但見滲泄，便卽用之，不顧寒熱，惟欲盡劑，多致危困。若氣實初病，熱多血痢者宜之。虛者慎勿輕用。韓悉曰：黃連生用爲君，佐以官桂少許，能使心腎交於頃刻。士瀛曰：去心竅惡血。時珍曰：古方治痢用黃連、木香；水火散[1]用黃連、乾薑；左金丸用黃連、吳茱萸；薑黃散用黃連、生薑；口瘡方用黃連、細辛，皆是一冷一熱，寒因熱用，熱因寒用，陰陽相濟，最得制方之妙，所以有成功而無偏勝也。

按　黃連大苦大寒之藥，用之降火燥濕，中病卽止，豈可久服，使肅殺之令常行，而伐衝和之氣乎？《素問》曰：五味入胃，各歸所喜攻。久而增氣，物化之常。氣增而久，夭之由也。王冰注云：增味益氣，久服黃連，反熱從火化。秦觀與喬希聖書云：聞公眼疾，餌黃連不已。醫經有久服黃連反熱之說。此雖大寒，其味至苦，久而不已，心火偏勝，是以火救火，其可乎？我明荊端王，素多火病。醫令服黃連，餌至數年，其火愈熾，遂至喪明。嗚呼！此惟不達《素問》之旨耳！

宋·王微《黃連贊》：黃連味苦，左右相因。斷涼滌暑，闡命輕身。緇雲昔御，飛蹕上旻[2]。不行而至，吾聞其人。

1　水火散：《本草綱目》卷十三"黃連"條原作"薑連散"。
2　旻：原誤作"汶"。《證類本草》卷七"黃連"條引《黃連贊》作"旻"，乃"天"之義，因據改。

陳藏器云：黃連主羸瘦氣急。

治諸火邪，各依制炒。火在上，炒以醇酒；火在下，炒以童便。實火朴硝，虛火釅醋。痰火薑汁，伏火鹽酒。氣滯火，同吳茱萸；血瘀火，拌乾漆末。食積作瀉，可用陳壁土炒之；肝膽火盛欲吐，必求豬膽汁炒。若治赤眼，人乳浸蒸，或點或吞，立能劫痛。香連丸，廣木香和摻，爲腹痛下痢要藥；茱連丸，吳茱萸佐助，乃吞酸吐水神方。止消渴，便多單研，蜜丸亦效。佐桂、蜜煎服，使心腎頓交於頃刻。小兒食土成疳，大人調胃厚腸，鎮肝涼血。巴豆[1]可解。

大黃

《日華子》云：大黃生河西、隴西。今以蜀川錦紋者佳。敷一切瘡癤癰毒。

氣寒，味甘，大寒。味極厚，陰也，降也。無毒。

入手、足陽明經。酒浸入太陽經，酒洗[2]入陽明經。

餘經不用酒，有毒。入脾、胃、大腸、心胞絡、肝[3]五經。黃芩爲使。忌冷水，惡乾漆。出莊浪，錦紋者佳。

《本草》云：主下瘀血血閉，寒熱，破癥瘕積聚，留飲宿食，蕩滌腸胃，推陳致新，通利水穀，調中化食，安和五臟，平胃下氣，除痰實，腸間結熱，心腹脹滿，女子寒血閉脹，小腹痛，諸老血留結。

成聊攝云：大黃謂之將軍，以苦蕩滌。又云：宜下，必以苦大黃之苦寒，以下瘀熱。又云：腸燥胃強，以苦泄之。大黃、枳實之苦，下燥結而泄胃強也。

潔古云：大黃之性，走而不守。瀉諸濕熱，大腸不通，蕩滌腸胃間熱。專治不大便。《主治秘訣》云：性寒，味苦，氣味俱厚，沉而降，陰也。其用有四：去濕熱，一也；除下焦濕，二也；推陳致新，三也；消宿食，四也。用之酒浸，煨熟，寒因熱用也。又云：味苦，純陰。熱淫所勝，以苦泄之。又云：腹中實熱者，用大黃、芒硝。又云：大黃，苦味之厚者，乃陰中之陰，故《經》云泄下。

海藏云：味苦、寒，陰中之陰也。下泄，推陳致新，去陳垢而安五臟，謂如戡定禍亂，以致太平無異，所以有將軍之名。入手、足陽明經，以酒引之，上

---

1 巴豆：原作“巴頭”，義不明。按《本草綱目》卷十三“黃連”條謂黃連可解巴豆毒。據改。

2 洗：原作“浸”，與前入太陽經同，《湯液本草》作“洗”，義長，因改。

3 肝：原無。故只有四經，而非五經。按《本草綱目》卷十三“黃連”條“時珍曰”：“大黃乃足太陰、手足陽明、手足厥陰五經血分之藥”，則此處獨遺足厥陰肝經，因補“肝”字。

至高巔；以舟楫載之，可浮胸中。本苦泄之性峻至於下，以酒將之，可至至高之分。若物在高巔，人迹不及之處，必射以取之也。故太陽陽明、正陽陽明，承氣湯俱用酒浸，惟少陽陽明爲下經，故小承氣湯不用酒浸也。雜症方有生用者，有用麪裹蒸熟者，其制不一。《衍義》云：仲景治心氣不足，吐血衄血，瀉心湯用大黃、黃芩、黃連。或云：心氣不足矣，而不用補心湯，更用瀉心湯，何也？答曰：心氣獨不足，則不當吐衄也。此乃邪熱，因不足以客之，故吐衄。以苦泄其熱，就以苦補其心。蓋兩全之。有此症者，用之無不效。量虛實而用之。

丹溪云：大黃屬水與火，苦寒而善泄。仲景用之，以治心氣不足而衄血者，名曰瀉心湯。正是因少陰經之陰氣不足，本經之陽氣亢甚，無所輔著，以致陰血妄行而飛越，故用大黃泄去亢甚之火，使之和平，則血歸經而自安矣。夫心之陰氣不足，非一日矣。肺與肝俱各受火而病作，故以黃芩救肺，黃連救肝。蓋肺者陰之主，肝者心之母，血之舍也。肺、肝之火既退，陰血自復其舊矣。《衍義》不與明説，而曰熱因不足而客之，何以明仲景之意、開後人之盲瞶乎？

時珍曰：下痢里急腹痛，黃疸，諸火瘡，大黃乃血分之藥，病在血者宜之。若在氣分，是謂誅伐無過矣。仲景瀉心湯，治心氣不足吐衄血者，乃心氣不足，而脾、胃、肝經絡之邪火有餘也。又心下痞滿，按之軟者，大黃黃連瀉心湯主之。亦瀉脾胃濕熱，非瀉心也。病發于陰，而反下之則痞滿，乃營血邪氣，乘虛結于上焦。胃之上脘在於心，故曰：瀉心實瀉脾也。病發于陽，而反下之則結胸，乃熱邪陷入血分，亦在上脘。大陷胸湯丸皆用大黃，亦瀉脾胃血分之邪也。若結胸在氣分，只用小陷胸湯。痞滿在氣分，只用半夏瀉心湯矣。

按　大黃推蕩，有斬關奪門之雄，如勘定禍亂，以致太平，故有將軍之號。仲景百勞丸、䗪蟲丸，皆用大黃，蓋因濁陰不降，則清陽不升；瘀血不去，則新血不生之義也。古人了然于氣血升降之故，故用之不以爲奇，非揣摩之私，以生命爲僥倖耳！

澤瀉

《圖經》云：澤瀉生汝南，今山東、河、陝有之，以漢[1]中者爲佳。

1　漢：原脱。據《證類本草》卷七"澤瀉"條引《圖經》補。

氣平，味甘。甘、鹹，寒。味厚，陰也，降也。陰中微陽。

入手太陽經、少陰經。

《本草》云：治風寒濕痹，乳難，消水，養五臟，益氣力，肥健，補虛損五勞，除五臟痞滿，起陰氣；止泄精，消渴，淋瀝，逐膀胱三焦停水，去陰間汗。無此疾服之，令人目盲。

服澤瀉散人，未有不小便多者。小便既多，腎氣焉得復實？今人止瀉精，多不敢用。

扁鵲云：多服病人眼。

《衍義》云：其功長於行水。

潔古曰：入腎經，去舊水，養新水。止渴、除濕聖藥。東垣曰：去脬中留垢，心下水痞。宗奭曰：八味丸用之，引諸藥歸腎。好古曰：《經》云“明目”，扁鵲云“昏目”，何也？瀉伏水，去留垢，故明；小便利，腎氣虛，故昏。王履曰：八味丸以地黃爲君，餘藥佐之。補血兼補氣，所謂陽旺則能生陰血也。八味皆腎氣本藥，不待澤瀉接引而後至，蓋取其瀉腎邪，益氣補虛，從于諸補之中，雖瀉亦不瀉矣。時珍曰：痰飲吐瀉，疝痛腳氣。又曰：古人用補藥必兼瀉邪。邪去則補藥得力。專一於補，必至偏勝之害也。

按　澤瀉有補有瀉，腎經要藥。今人爲瀉腎之説，每修地黃丸輒減之。不知清相火，功一也；疏地黃之滯，功二也；令諸藥無偏勝，功三也。不深察而概減之，寧識立方之旨耶？

《本草》云：澤瀉畏海蛤、文蛤。

《素問》所謂身熱解墮，汗出如浴，惡風少氣[1]，名曰濕風，治之以澤瀉。

地黃丸用之者，謂其能瀉水以健脾，兼主腎經濕熱之邪也。

瓜蔞根

《圖經》云：瓜蔞根生洪農川谷山陰地，入土深者良。

味苦，氣寒，無毒。白者佳。米泔水洗，去皮用。

主消渴，脣乾口燥，身熱煩滿，退黃疸，通月水，續絕傷，消腫毒，下乳，補虛，安中，利膈上熱痰。

1　惡風少氣：原作“惡兒之氣”，文義不通。據《素問•病能論篇》改。

子：主潤肺，寬中下氣定喘，能洗滌胸膈間痰垢，爲治嗽聖藥。

取子剝殼，用仁滲油。只一度，免人惡心。毋多次，失藥潤性。味甘補肺，性潤下氣，令垢滌鬱開，故傷寒結胸必用。

天花粉

味苦，性寒，無毒。

入心、肺二經。枸杞爲使，惡乾薑，畏牛膝、乾漆，反烏頭。

《經》曰：消渴，身熱煩滿。隱居曰：黃疸，短氣，通月水。大明曰：熱狂時疾，通小腸，消腫毒，排膿生肌，消撲損瘀血。時珍曰：味甘、微苦酸。酸能生津，感召之理。故可止渴。微苦降火，甘不傷胃。昔人只言苦寒，似未深察。子名瓜蔞，主胸痹、腫毒。仁主吐血，腸風，潤肺下氣，止嗽消痰。

按　天花粉終是寒劑，能害土氣，只可施于壯盛多火之人，涉虛者所禁也。亭林一叟，久苦痰火。植有瓜蔞，取根造粉，連服兩月，惡食暴瀉，卒至不救，其寒可知也。

天門冬

《藥性論》云：天門冬生兗州、溫州。主治肺痿生癰吐膿，除熱通腎。

氣寒，味微苦。苦而辛，氣薄味厚，陰也。甘、平，大寒，無毒。陽中之陰。入手太陰經，足少陰經。

《象》云：保肺氣，治血熱侵肺，上喘氣促，加人參、黃芪爲主，用之神效。

《心》云：苦以泄滯血，甘以助元氣，及治血妄行。此天門冬之功也。

《本草》云：主諸暴風濕偏痹，強骨髓，殺三蟲，去伏屍。保定肺氣，去寒熱，養肌膚，益氣力，利小便。冷而能補。久服延年，多子孫，能行步，益氣。榮衛枯涸，濕劑所以潤之。二門冬、人參、北五味子、枸杞子，同爲生脉之劑。此上焦獨取寸口之意。

《日華子》云：貝母爲使。鎮心，潤五臟，益皮膚，悅顏色。補五勞七傷，治肺氣并嗽，消痰及風痹、熱毒、遊風，煩悶，吐血。去心用。思邈曰：陽事不起。時珍曰：天門冬清金降火，益水之源，故能下通腎氣而滋補。若脾胃虛寒，單服久服，必病腸滑，反成痼疾。

按　天門冬，仙書極贊其御寒、辟穀，御女、延齡，雖未可盡信，亦已奇矣！蓋腎主津液，燥則凝而爲痰，得潤劑則肺不苦燥而痰自化，治其本也。濕火之痰，半夏主之；燥熱之痰，天門冬主之。二者易治，鮮不危困耳。

《本草》云：天門冬畏曾青。禁食鯉魚。

同參、芪煎服而定虛喘，和薑、蜜熬膏，冬汁三碗，蜜一碗，薑汁一酒杯，共和勻，熬膏，以破頑痰。虛熱人用相宜，虛寒者切禁莫服。

麥門冬

《圖經》云：麥門冬生函谷，今處處有之。

氣寒，味微苦、甘。微寒，陽中微陰也。無毒。

入手太陰經。

《象》云：治肺中伏火，脉氣欲絶。加五味子、人參，三味爲生脉之劑，補肺中元氣不足。

《珍》云：行經，酒浸。湯浸、去心，治經枯。

《心》云：補心氣不足，及治血妄行，補心不足。

《本草》云：主心腹結氣，傷中傷飽，胃絡脉絶，羸瘦短氣。身重目黄，心下支滿，虛勞客熱，口乾燥渴，止嘔吐，愈痿蹷，強陰益精，消穀調中，保神，定肺氣，安五臟，令人肥健，美顏色，有子。地黄、車前子爲之使。惡款冬花、苦瓠，畏苦參、青蘘。

《衍義》云：治肺熱之功爲多。其味苦，但專泄而不專收，寒多人禁服。《珍》曰：火盛氣壯之人相宜，氣弱胃寒者不可餌也。

按　麥門冬，氣薄主升，味厚爲陰，與天門冬功用相仿，力稍遜之。趙繼宗謂其種種功效，必有君而有使也。不然則獨行無功。

《日華子》云：治五勞七傷，安魂定魄，止渴，肥人，時疾熱狂，頭疼喘嗽。

治肺伏火邪，及肺痿膿血腥臭，補心勞傷損，并心血錯經妄行，止燥渴。陰得其養，補虛勞，熱不能侵。二門冬俱治痰火之藥，麥冬清心降火，使肺不受賊邪，故止咳立效；天冬復走腎經，滋腎助元，令肺得全其母氣，故消痰殊切。蓋痰系津液凝成，腎司津液者也。燥盛則凝，潤多則化。天冬潤劑，且復走腎，津液縱凝，亦能化解。麥冬雖潤，走經則殊。故上而止咳，必用麥冬；下而消疾，必讓天冬耳。蓋痰之標在脾，痰之本在腎。又半夏能治痰之標，不能治痰之本。以此觀之，則天冬性治痰之本，不能治痰之標。非但與麥冬殊，亦與半夏異也。

秦艽

《圖經》云：秦艽生飛鳥谷。黃白色爲佳。治不便難，腹脹滿。

氣微溫，味苦、辛，陰中微陽。

手陽明經藥。入大腸、胃二經。菖蒲爲使，畏牛乳。左紋者良。

《經》曰：寒濕風痹，肢節痛，利小便。隱居曰：療風病通身攣急。大明曰：傳屍骨蒸，疳氣、時氣。甄權曰：黃疸，酒毒，頭風。潔古曰：手足不遂，口噤牙疼，腸風瀉血，養血榮筋。

按　秦艽，手、足陽明經藥也，兼入肝、膽。故手足不遂、黃疸症需之。取其去陽明濕熱也。

《珍》云：去手陽明經，下牙疼，口瘡痛[1]。

天麻 苗名赤箭

《日華子》云：天麻生鄆州。味甘，暖。助元氣，補五勞七傷，通血脉，開關竅，服無忌。

氣平，味苦，無毒。

《象》云：治頭風。入肝經，濕紙裹，煨熟。酒浸，焙乾。

《本草》云：主諸風濕痹，四肢拘攣，小兒風癇驚氣，利腰膝，強筋力。其苗名定風草。東垣曰：肝虛者，天麻補之。療風熱頭痛，小兒風癇驚悸，麻痹不仁，語言不遂。

按　羅天益云：眼黑頭旋，風虛內作，非此不治。爲風家神藥。《素問》曰：諸風掉眩，皆屬於肝[2]。天麻獨入厥陰，故多功於風也。

凡使勿誤用御風草，與天麻相似。誤服則令人有腸結之患。戒之！慎之！

赤箭　**謹按**　今醫家見用天麻，即是此赤箭根。今《本草》別是一物。古

---

1 痛：《湯液本草》卷三“秦艽”條引“珍云”作“毒”。
2 肝：原作“木”，義雖無差，但《素問·至真要大論篇》原文作“肝”，因改。

方用天麻者，不用赤箭。用赤箭者，卽無天麻。方中諸藥皆同。天麻、赤箭，本爲一物。今所用不相遠，然赤箭則言苗，用之有自表入里之功；天麻則言根[1]，用之有自內達外之理。根則抽苗，徑直而上；苗則結子，成熟而落，從幹中而下，至土而生。似此粗可識其外內主治之理。

五味子

陶隱居云：五味子，高麗爲第一。多肉而酸甜。

氣溫，味酸。陰中陽，微苦，味厚氣輕，陰中微陽。無毒。

入手太陰經，入足少陰經。

《象》云：大益五臟。

蓯蓉爲使。惡萎蕤，勝烏頭。北產黑色者佳。嗽藥生用，補藥熟用。

《經》曰：益氣，咳逆上氣，勞傷羸瘦，強陰益精。隱居曰：養五臟，除熱生肌。大明曰：明目，暖水臟，壯筋骨，反胃，霍亂轉筋，痃癖奔豚，冷氣，水腫脹，解酒毒，壯筋骨。五味皮甘、肉酸、核中辛苦，都有鹹味，故名五味子。仲景八味丸用此，爲腎氣丸，述類象形也。收肺氣，補氣不足，酸以收逆氣。肺寒氣逆，則此藥與乾薑同用治之。又云：性溫，味酸，氣薄味厚，可升可降，陰中陽也。其用有六：收散氣，一也；止嗽，二也；補元氣不足，三也；止瀉痢，四也；生津液，五也；止渴，六也。

孫真人云：五月常服五味子，以補五臟氣。遇夏月季夏之間，困乏無力，無氣以動，與黃芪、人參、麥門冬，少加黃蘗煎湯服，使人精神頓加，兩足筋力涌出。生用。

夏月火旺水涸，金受火克，所以宜用五味子滋腎水以養肺金。

孫真人云：六月常服五味子，以益肺金之氣。在上則滋源，在下則補腎。垣曰：治瀉痢，收耗散之氣。瞳子散大乃火熱，必用之藥。有外邪者，不可驟用，必先散而後用之。好古曰：壯水鎮陽。

丹溪云：五味子屬水而有木與金。大能收肺氣，宜其有補腎之功。收肺氣非除熱乎？補腎非暖水臟乎？乃火嗽必用之藥。寇氏所謂食之多虛熱者，蓋收補之驟也，何惑之有？黃昏嗽乃火浮入肺，宜五味斂而降之。

---

1 根：原作“功”，與前“苗”不相呼應。據《證類本草》卷九“天麻”條改。

按　五味子：五味咸備，故五臟皆入，殊有補益之功，尤爲肺腎要藥。今人不敢輕用者，只爲《衍義》虛熱之説耳。東垣、丹溪已辨於前矣。學者須審而盡其長，毋令有奇不展也。

《藥性論》云：下氣止嘔，補諸虛勞，五味子之專也。

風寒咳嗽，南五味爲奇；虛損勞傷，北五味最妙。

皮甘，肉酸，核中辛苦，俱兼鹹味，故名五味子。《本經》只云酸者，木爲五行長也。

山藥

《本草》云：山藥生嵩高山谷，今近道處處有之。大白者佳。

氣溫，味甘、平，無毒。

手太陰經藥。

《本草》云：主補中益氣，除熱強陰。主頭面遊風，風頭眼眩，下氣，充[1]五臟，長肌肉，久服耳目聰明，輕身耐老。紫芝爲之使。惡甘遂。

東垣云：仲景八味丸用乾山藥，以其涼而能補也。亦治皮膚乾燥，以此物潤之。

丹溪云：山藥屬土，而有金與水火。補陽氣，生者能消腫硬。《經》云：虛之所在，邪必湊之。著而不去，其病爲實，非腫硬之謂乎？故補其氣，則留滯自不容於不行矣。

《日華子》云：助五臟，強筋骨，治下焦虛冷，小便澀數，瘦損無力，泄精健忘。

薏苡仁

《圖經》云：薏苡仁，生真定平澤。

氣微寒，味甘，無毒。

《本草》云：主筋急拘攣，不可屈伸，風濕痹，下氣。除筋骨邪氣不仁，利腸胃，消水腫，令人能食。久服輕身益氣。其根能下三蟲。仲景治風濕燥痛，日晡所劇者，與麻黃杏子薏苡仁湯。

1　充：原誤作“克”。據《證類本草》卷六“署預”條改。後同不注。

權曰：肺痿咳嗽，腫毒。孟詵曰：去乾濕脚氣。時珍曰：苡仁屬土，故能健脾。虛則補其母，故肺病用之。筋骨之病，以治陽明爲本，故筋痹者用之。土能勝水除濕，故泄痢、水腫者用之。

按　苡仁總理濕熱，故受熱使人筋攣，受濕使人筋緩者可用。若受寒使人筋急者忌之。

丹溪云：寒則筋急，熱則筋縮。急因于堅強，縮因於短促。若受濕則馳，馳因於寬長。然寒與熱未嘗不挾濕。三者皆因於濕，然外濕非内濕有以啓之，不能成致濕之病。蓋因酒、麪爲多，而魚與肉繼以成之。若甘滑、陳久、燒炙、香辛、乾硬之物，皆致濕之因也。戒之慎之！丹溪先生詳矣。又若《素問》言：因寒則筋急。不可更用此也。凡用之，須倍於他藥。此物力勢和緩，須倍用即見效。皆受寒使人筋急，受熱使人筋攣。若但熱而不曾受寒，亦能使人筋緩。受濕則又引長無力也。

陳藏器云：主消渴，殺蚘蟲。治肺痿、肺癰。能墮胎。

萎蕤

氣平，味甘，無毒。

《本草》云：主中風暴熱，不能動搖。跌筋結肉，諸不足，心腹結氣，虛熱濕毒腰痛，莖中寒，及目痛眦爛淚出。久服去面黑皯。

《心》云：潤肺除熱。

蕭炳云：萎蕤補中益氣。

《本草》云：萎蕤畏鹵鹹。

茵陳蒿

葉落莖梗不凋，至春復發舊枝，故名。

陶隱居云：今處處有。茵陳五月採用。葉有八角[1]者佳。

氣微寒，味苦、平。陰中微陽。無毒。

入足太陽經。

1　葉有八角：按《證類本草》卷七“茵陳蒿”條引“陶隱居”原文作“葉緊細”。此云“葉有八角”，不知何據。

《象》云：除煩熱，主風濕熱邪結於内。去枝梗，用葉。

《本草》云：治風濕寒熱，邪氣熱結，黄疸通身發黄，小便不利，除頭熱，去伏瘕。入足太陽。

仲景云：茵陳梔子大黄湯，治濕熱也。梔子蘗皮¹湯，治燥熱也。如苗澇則濕黄，苗旱則燥黄。濕則瀉之，燥則潤之可也。此二藥治陽黄也。韓祇和、李思訓治陰黄，茵陳附子湯。大抵以茵陳爲君主，佐以大黄、附子，各隨其寒熱也。

《珍》云：治傷寒發黄。

《日華子》云：茵陳治熱狂頭痛，天行時疾，風熱瘴瘧。

玄參

《本草》云：玄參生河間。黑者佳。

氣寒，味苦、鹹，無毒。

《本草》云：主腹中寒熱積聚，女子産乳餘疾，補腎氣，令人目明。主暴中風，傷寒身熱支滿，狂邪忽忽不知人，溫瘧洒洒，血瘕，下寒血，除胸中氣，下水，止煩渴。

潔古云：氣寒，味苦。治心中懊憹，煩而不得眠，心神顛倒欲絶，血滯小便不利。東垣云：足少陰腎經君藥也。治本經須用。

《本草》云：玄參惡黄耆、乾薑、大棗、山茱萸，反藜蘆。

海藏云：易老言，玄參乃樞機之劑，管領諸氣，上下肅清而不濁，風藥中多用之。故《活人》治傷寒陽毒，用玄參升麻湯，治汗吐下後毒不散，即知肅清樞機之劑。以此論之，治空中氤氳之氣、無根之火，以玄參爲聖藥。《珍》曰：利咽喉，通小便血滯。

按　玄參色黑，味鹹，故爲少陰要藥。而上部多用之者，何也？夫水不勝火，亢而僭上，宜壯水之主，以制陽光，故耳清火而不傷真氣，勝黄柏、知母遠甚。滋陰者其先之。

禹錫云：玄參散瘻瘤瘰癧。

---

1 蘗皮：原誤作"橘皮"。據《湯液本草》卷三"茵陳蒿"改。

木香

蕭炳云：木香，今永昌不復貢，惟廣州舶上有來者。形如枯骨者佳。

氣熱，味辛、苦，純陽。味厚于氣，陰中陽也。無毒。

入心、肺、脾、胃、肝、膀胱、大腸六經[1]。入理氣藥，忌火。實腸藥，麪裹煨。

《本草》云：治邪氣，辟毒疫瘟鬼，強志。主淋露，療氣劣，肌中偏寒。主氣不足，消毒，瘟瘧蠱毒。行藥之精。

潔古云：除肺中滯氣。若療中下焦氣結滯，須用檳榔爲使。《主治秘訣》云：氣熱，味辛苦。氣味俱厚，沉而降，陰也。其用調氣而已。又云：辛，純陽。以和胃氣。

東垣云：木香味苦、辛，純陽。治腹中氣不轉運，助脾。又云：辛溫，升降滯氣。

海藏云：木香治血氣刺心痛冷，積氣疝癖，癥瘕腹脹。通行一切氣，安胎健脾，膀胱冷痛，嘔逆反胃，霍亂吐瀉，九種心疼，痢疾。《本經》云：主氣劣，氣不足，補也。《衍義》云：專泄決胸腹間滯塞冷氣，破也。安胎健脾，補也。除疝癖塊，破也。與本條言補不同，何也？易老以爲調氣之劑，不言補也。

丹溪云：木香行肝經氣，氣鬱者宜之。若陰火衝上者，反助火邪。汪機曰：補藥爲佐則補，瀉藥爲君則泄。時珍曰：木香乃三焦氣分之藥。諸氣膹鬱，皆屬於肺。故上焦氣滯宜之者，乃金鬱則泄之也。中氣不運，皆屬於脾。故中焦氣滯宜之者，脾胃喜芳香也。大腸氣滯則後重，膀胱氣不化則癃淋，肝氣鬱則爲痛，故下焦氣滯宜之者，乃塞者通之也。

按　肺氣調則金能制木而肝平，怒則肝逆而忤其元氣。心有縱肝之情，而不能制則肝盛。得木香則心暢而正氣亦暢，肝氣何逆之有哉？實心之行肝，非肝之自行也。

知母

《圖經》云：生河內川谷。黃白者佳。

氣寒，味大辛。苦，寒，味厚，陰也，降也。苦，陰中微陽。無毒。

1　大腸六經：據此前"心肺脾胃肝膀胱"加上"大腸"已七經，不知何義，存疑。

入足陽明經，手太陰、腎經本藥。

《本草》云：主消渴熱中，除邪氣，肢體浮腫，下水，補不足，益氣，療傷寒，久瘧煩熱，脅下邪氣，膈中惡，及風汗內疸。多服令人泄。

潔古云：知母治足陽明大熱，大補益腎水膀胱之寒。《主治秘訣》云：性寒，味苦。氣味俱厚，沉而降，陰也。其用有三：泄腎經之火，一也；作利小便之佐使，二也；治痢疾臍下痛，三也。堅白者佳。去皮毛用。引經上行，酒浸炒；下行，鹽水炒。勿犯鐵。

海藏云：東垣言，入足陽明經、手太陰經。味苦、寒潤。治有汗骨蒸，腎經氣勞，瀉心。仲景用此爲白虎湯，治不得眠者，煩燥也。煩者，肺也；燥者，腎也。以石膏爲君主，佐以知母之苦寒，以清腎之源。緩以粳米、甘草之甘，而使之不速下也。《經》云：胸中有寒者，瓜蒂散主之。又云：表熱里寒者，白虎湯主之。夫以瓜蒂、知母，味皆苦寒，而治胸中之寒，何也？蓋成無己注云：卽傷寒寒邪之毒爲熱病者也。讀者當逆識之。如《論語》言：亂臣十人之類，亂字訓作治字也。仲景所言“寒”之一字，舉其初而言之，熱病在其中矣。若以“寒”字爲寒冷之寒，則無復用苦寒之劑。兼言白虎湯證“尺寸俱長”，則其熱可知之矣。

按　知母瀉腎火，惟狂陽亢甚者宜之。若腎虛之人用以瀉之，則腎愈虛而虛火愈甚，況寒能傷胃，潤能滑腸，其害人也，隱而深。譬諸小人，陰柔巽順，似乎有德，而國家之元氣，日受剝削，有陰移焉而莫覺者。尊生君子，可不謹乎？

《日華子》云：知母治熱癆傳屍。

貝母

《唐本》注云：貝母出蜀地、潤州、荆州。白色者佳。

氣平，微寒。味辛、苦，無毒。

《本草》云：主傷寒煩熱，淋瀝，邪氣，疝瘕，喉痹，乳難，金瘡風痙[1]。療腹中結實，心下滿，洗洗惡風寒。目眩項直，咳嗽上氣。止煩渴，出汗，安五臟，利骨髓。

---

1 痙：原誤作“莖”。據《證類本草》卷八“貝母”條引《本經》改。

《本草》又云：厚朴、白薇爲之使。惡桃花，畏秦艽、礜石、莽草。反烏頭。羊肉所傷，經年不消，非此莫效。

海藏云：寒實結胸，無熱證者，仲景以小陷胸湯主之，白散亦可服，以其內有貝母也。“別說”云：貝母能散心胸鬱結之氣，殊有功。今用以治心口氣不快、多愁鬱者，信然！海藏祖方下乳三母散：用牡蠣、知母、貝母，三物爲細末，以豬蹄湯¹調下。

大明曰：消痰，潤心肺，傅人面瘡。甄權曰：時疾黃疸，目眩，產難，胞衣不出，項下癭瘤。陳承曰：散鬱結。汪機曰：俗以半夏有毒，代以貝母。貝母乃肺藥，半夏乃脾胃藥，何可以代？虛勞嗽血，肺痿，肺癰諸鬱，猶可代也。至脾胃濕熱，涎化爲痰，久則生火，痰火上攻，昏憒僵僕塞澀，貝母可代乎？

按　成無己云：辛散而苦泄，用以下氣有功。久服多服，殊傷脾氣，人所不知。《詩》云“言採其𦸐”，卽貝母也。作詩者本以不得志而言，今用以治愁鬱者，其説蓋本於此。

《日華子》云：貝母消痰，潤心肺，末和砂糖爲丸，含之。

---

1 湯：原脫。據《湯液本草》卷四“貝母”條引“海藏祖方”補。

卷之十下

潜庵居士輯

草　部　下

黃芩

隱居云：黃芩，今第一出彭城。

氣寒，味微苦，苦而甘。微寒，味薄氣厚，陽中陰也。陰中微陽。大寒，無毒。入手太陰經之劑。

《本草》云：主諸熱黃疸，腸澼洩痢，逐水，下血閉，惡瘡疽蝕，火傷，療痰熱，胃中熱，小腹絞痛。消穀，利小腸，女子血閉，淋露下血，小兒腹痛。山茱萸、龍骨爲使。惡葱實，畏丹砂、牡丹皮、藜蘆、沙參、丹參。

潔古云：治肺中濕熱，療上熱，目中赤腫，瘀肉[1]壅盛必用之藥。泄肺中火邪，上逆於膈上。補膀胱之寒水不足，乃滋其化源。《主治秘訣》云：性涼，味苦、甘。氣厚味薄，浮而降，陽中陰也。其用有九：瀉肺經熱，一也；夏月須用，二也；上焦及皮膚氣熱，三也；去諸熱，四也；婦人產後養陰退陽，五也；利胸中氣，六也；消膈上痰，七也；除上焦熱及脾濕，八也；安胎，九也。單制[2]、二制、不制，分上、中、下也。酒炒上行，主上部積血，非此不能除。肺苦氣上逆，急食苦以泄之，正謂此也。又治下痢膿血稠粘，腹痛後重，身熱久不愈者，與芍藥、甘草同用。易老又云：肌熱及去痰，用黃芩。上[3]焦濕熱，亦用黃芩，瀉肺火故也。瘡痛不可忍者，用苦寒藥，如黃芩、黃連。詳上下、分梢根及引經藥用之。

東垣云：黃芩除陽有餘，涼心去熱，通寒格。又云：治發熱口苦。

海藏云：東垣言黃芩味苦而薄，中枯而飄，故能泄肺火而解肌熱，入手太陰經之劑也。細實而中不空者[4]，治下部妙。陶隱居云：色深堅實者好。圓者名子芩，又治奔豚臍下熱痛。飄與堅，有高下之分，與枳實、枳殼同例。黃芩，其子主腸澼膿血，其根得厚朴、黃連，主腹痛；得五味子、牡蒙、牡蠣，令人有子；得黃芪、白斂、赤小豆，以療鼠瘻。張仲景治傷寒心下痞滿，瀉心湯四方

1　肉：《湯液本草》卷四"黃芩"條同。《醫學啓源》（任應秋輯本）卷下"黃芩"條作"血"。

2　制：原爲墨丁。據《醫學啓源》（任應秋輯本）卷下"黃芩"條補。《本草發揮》卷二"黃芩"條引《主治秘訣》同。

3　上：此前原衍"上"字，不通。據《本草發揮》卷二"黃芩"條引"易老又云"删。

4　者：原誤作"也"。據《湯液本草》卷四"黃芩"條改。

皆用黄芩，以其主諸熱、利小腸故也。又，太陽病下之，利[1]不止，有葛根黄芩黄連湯。而主妊娠安胎散内，多用黄芩。

黄芩安胎者，乃上中二焦藥，降火下行也。縮砂安胎者，治痛行氣也。若血虚而胎不安者，阿膠主之。治痰熱者，假此以降其火也。堅實者名子芩，爲勝；破者名宿芩，其腹中皆爛，名腐腸，可潤肺經也。其堅實條芩，入大腸除熱也。

羅天益曰：肺主氣，熱傷氣，故身體麻木。又五臭入肺爲腥，黄芩能瀉熱、去喉中腥臭。時珍曰：少陽頭痛，炙火出血。肺虚不宜服，苦寒傷脾，損其母也。仁齋謂柴胡退熱，不及黄芩。不知柴胡苦以發之，散火之標也。黄芩寒以勝熱，折火之本也。

按　仲景云：少陽症腹中痛者，去黄芩，加芍藥。心下悸、小便不利者，去黄芩，加茯苓，似與隱居之説不合。不知受寒腹痛，心下悸，小便不利，脉不數者，禁用黄芩。若熱厥腹痛，肺熱而小便不利者，可不用乎？善讀書者，先求之理，毋泥其文。

香附子

《唐本》注云：香附，交州者最大，勝如棗。

氣微寒，味甘。陽中之陰。無毒。

入肺、肝二經。

潔古云：味甘、苦，微寒。氣厚于味，陽中陰也。快氣。

東垣云：香附子，味甘，微寒。除胸中熱，充皮毛，治一切氣，并霍亂吐瀉腹痛，腎氣膀胱冷，消食下氣。

海藏云：後世人用治崩漏。本草不言治崩漏。《圖經》云：膀胱間連脅下，時有氣妨，皮膚瘙癢癮疹，飲食不多，日漸瘦損，常有憂愁，心忪少氣，以是知益氣血之藥也。方中用治崩漏，是益氣而止血也。又能逐去凝血，是推陳也。與巴豆能治泄瀉不止，又能治大便不通同意。總解諸鬱。

丹溪云：香附子必用童便浸。凡血藥必用之，以引至氣分而生血，此陽生陰長之義也。能引血藥至氣分而生血，行中有補，婦人之仙藥也。故《本草》

1　利：原作“痢”。據《湯液本草》卷四“黄芩”條改。

有久服益氣，長鬚眉、充皮毛之説。而俗謂其耗氣、宜婦人不宜男子，非矣。蓋婦人以血爲事，氣行則血無事。老人精枯血閉，惟氣是資。小兒氣日充則形乃日固。大凡病則氣滯而餒，故香附於氣分爲君藥，世所罕知。臣以參、芪，佐以甘草，治虛怯甚速也。昔鍊衣翁治百病，用香附一斤，黄連半斤，米糊丸，名黄鶴丹；治婦人，香附一斤，烏藥四兩，醋糊丸，名青囊丸；治諸虛，香附一斤，丹參半斤，煉蜜丸，名參附丸。隨宜引用，輒有小效，人索不已。用者當思法外意可也。

按　李蘄州[1]、韓飛霞[2]，皆稱香附於氣分爲君藥，統領諸藥，隨用得宜，乃氣病之總司，女科之主帥也。雖然，性辛而燥，不能益人。獨用久用，反能害血。所述之功，皆取其治標，非取其治本也。懼燥則以蜜炒之，懼散則以醋炒之。治氣疼尤妙。生用下逆氣，寬膨。

延胡索

《海藥》云：延胡索，生奚國。破産後惡露及兒枕病。

氣溫，味辛，苦、辛，溫。無毒。

入手、足太陰經。亦入脾、肝經。氣攻膽外，亦能消之。

《象》云：破血，治氣，月水不調，小腹痛，暖腰膝，破癥瘕。碎用。

《液》云：治心氣痛、小腹痛，有神。主破血，産後諸疾，因血爲病者，婦人月水不調，腹中結塊，崩漏淋露，暴血上行，因損下血。

玄胡索行血中滯氣，氣中血滯。專理一身上下諸痛。舒筋療疝，妙不可言，乃活血化氣第一品藥也。

地骨皮

氣寒，味苦，陰也。大寒。無毒。

足少陰經，手少陽經。亦入腎、三焦。療在表無定之風邪，主傳屍有汗之骨蒸。

---

1 李蘄州：卽明代著名本草學家李時珍。李爲湖北蘄春人，故被尊稱爲“李蘄州”。李時珍《本草綱目》卷十四“莎草香附子”條引“飛霞子韓悉云”：“故香附於氣分爲君藥”。

2 韓飛霞：卽明代醫家、道士韓悉。字天爵，瀘州（今屬四川）人。號飛霞子，人稱韓飛霞，著《韓氏醫通》。

《象》云：解骨蒸肌熱，主風濕痹，消渴，堅筋骨。去骨，用根皮。

《心》云：去肌熱及骨中之熱。

《珍》云：涼血涼骨。

《本草》云：主五內邪氣，熱中消渴，周痹風濕。下胸脅氣，客熱頭痛，補內傷大勞噓吸，堅筋骨，強陰，利大小腸。

《藥性論》云：根皮細剉，麵拌，煮熟吞之。主腎家風，益精氣。

地骨皮洗諸熱眼，遍體瘡疹。

枸杞子

味甘，性平。無毒。

入肺、腎二經。產甘州，色紅潤、圓小，核少，甘美者良。

《經》曰：熱中消渴，周痹風濕，堅筋骨。隱居曰：下氣，除頭痛，補勞傷，強陰，利大小腸。甄權曰：補精明目，安神。根名地骨皮。味苦、甘，性寒。功與子略同，專退骨蒸勞熱。時珍曰：以黃柏、知母，治下焦陰火，致傷元氣。枸杞、地骨，使精氣充而邪火自退。

按　《素問》曰：熱淫於內，瀉以甘寒。地骨皮是也。精不足者，補之以味。枸杞子是也。陶氏謂“去家千里，勿食枸杞”，指其強陽之功耳。

《食療》云：枸杞子治眼中風癢。

葉煎代茶，解消渴，諸毒煩悶，麵毒發熱。

天南星

味苦、辛，有毒。

入肺、脾二經。

蜀漆爲使。惡莽草，畏附子、乾薑、生薑。湯泡過，入牛膽中，懸風處。

陳藏器云：主金瘡傷折瘀血。取根搗敷傷處。

《日華子》云：味辛烈，治撲損瘀血。主蛇蟲咬，敷疥癬毒瘡。《經》曰：結氣積聚，筋痿拘緩，利水。甄權曰：疝瘕腸痛，傷寒時疾，強陰。《開寶》曰：中風麻痹，痰氣堅積，癰腫，散血，墮胎。潔古曰：痰火眩運。東垣云：破傷風口噤身強。

按　南星氣溫而泄，性緊而毒，故能攻堅去濕，與半夏同功。然半夏辛而能守，南星辛而不守，其性烈于半夏，故須牛膽制之。

天南星，欲其下行，以黃柏引之。天南星，今市人多以由跋小者、似天南星。但南星少柔膩，肌細，炮之易裂，差可辨爾。《集驗方》治四肢發厥，虛風不省人事，中風、驚風，天南星三錢，京棗三枚，水煎溫服。

《圖經》云：天南星處處有之。

薑湯泡煮七次用，或研，填牸牛膽，風乾，逐年用，曰膽星。牛膽味極苦、寒，能引南星入肝，折風熱痰涎甚效。兼利南星之燥，墜中風不語稠痰，散跌撲即凝瘀血，利胸膈，下氣破積。醋調，貼破腦傷風，瘤突額顱，射[1]加敷愈。

半夏

陶隱居云：今第一出青州、吳中。以白者爲佳。不厭陳久。

氣微寒，味辛、平，苦而辛。辛厚若輕，陽中陰也。生微寒，熟溫，有毒。消胸中痞，去膈上痰。

入足陽明經、太陰經、少陽經。

《本草》云：主傷寒寒熱，心下堅，下氣，咽喉腫痛，頭眩，胸脹，咳逆腸鳴。止汗，消心腹胸膈痰滿結，咳嗽上氣，心下急痛堅痞，時氣嘔逆，消癰腫，墮胎，療痿黃，悅澤面目。生令人吐，熟令人下。用之須洗去滑令盡，用生薑等分制，能消痰涎，開胃建脾。射干爲之使。惡皂莢，畏雄黃、生薑、乾薑、秦皮、龜甲，反烏頭。

《藥性論》云：半夏，使。忌羊血、海藻、飴糖。柴胡爲之使。俗用爲肺藥，非也。止吐爲足陽明，除痰爲足太陰。小柴胡中雖爲止嘔，亦助柴胡，能主惡寒。是又爲足少陽也。又助黃芩能去熱，是又爲足陽明也。往來寒熱，在表里之中，故用此有各半之意。本以治傷寒之寒熱，所以名半夏。《經》云：腎主五液，化爲五濕。自入爲唾，入肝爲泣，入心爲汗，入脾爲痰，入肺爲涕。有涎曰嗽，無涎曰咳。痰者因咳而動脾之濕也。半夏能泄痰之標，不能泄痰之本。泄本者，泄腎也。咳無形，痰有形。無形則潤，有形則燥，所以爲流濕潤燥也。

---

1 射：似爲麝香簡稱之俗寫。

《主治秘訣》云：性涼，味辛、苦，氣味俱薄，沉而降，陰中陽也。其用有四：燥脾胃濕，一也；化痰，二也；益脾胃之氣，三也；消腫散結，四也。渴則忌之。又云：去痰用半夏，熱痰加黃芩，風痰加南星，胸中寒痰痞塞，用陳皮、白术。然多用則瀉脾胃。

成聊攝云：辛者，散也。半夏之辛，以散逆氣，以除煩嘔。辛入肺而散氣，辛以散結氣，辛以發音聲。溪曰：主眉棱骨痛。汪機曰：脾胃濕熱，涎化爲痰。久則痰火上攻，自非半夏，曷可治乎？時珍曰：目不得瞑，白濁，夢遺，帶下。夫脾無濕不生痰，故脾爲生痰之源，肺爲貯痰之器。半夏主痰飲，爲其體滑而味辛、性溫也。涎滑能潤，辛溫能散、亦能潤，故行濕而通大便，利竅而泄小便。所謂辛走氣，能化液，辛以潤之是矣。潔古謂半夏治其痰而嗽自愈，丹溪謂二陳湯能使大便潤而小便長，成無己謂半夏行水氣而潤腎燥，《局方》半硫丸治老人虛秘，皆取其滑潤也。俗以半夏爲燥，誤矣。濕去則土燥，痰涎不生，非其性燥也。但恐非濕熱之邪而用之，是重竭其津液，誠非所宜。

按　脾虛濕熱生痰之症，每居十九。腎虛水泛爲痰之症，每居十一。半夏主脾濕，故其功最博也。半夏屬金屬土，仲景用於小柴胡湯，取其補陽明也，豈非燥脾土之功？半夏今人惟知去痰，不言益脾，蓋能分水故也。又，諸血證禁服。仲景傷寒渴者去之，半夏燥津液故也。又妊婦薑炒用之。

《子母秘錄》：半夏治五絕，一曰自縊，二曰牆壁壓，三曰溺水，四曰魘魅，五曰產乳。以半夏爲末，丸如豆大，塞鼻孔中愈。

生薑、甘草、皂角、礬，同入水浸透，煮乾，切片。作半夏麹研末，一斤入礬二兩，拌薑汁，捏作小餅，楮葉裹，風際陰乾。用片則力峻，麹則力柔。總治諸疾。

草龍膽

隱居云：龍膽出襄州，今吳興者爲勝。味苦，故以膽名。

氣寒，味大苦。氣味厚，陰也。無毒。

入肝、膽二經。

《心》云：除下焦之濕，及臀膜之濕。

《象》云：治兩目赤腫，睛脹，瘀肉高起，疼痛不可忍。以柴胡爲主，龍膽爲使，治眼中之病必用藥也。《主治秘訣》云：性寒，味苦、辛。氣味俱厚，沉而降，陰也。其用有四：除下部風濕，一也；除濕熱，二也；臍以下至足腫痛，三也；寒濕脚氣，四也。貫衆、小豆爲使。惡地黃、防葵。《經》曰：驚癇[1]邪氣，殺蠱毒。隱居曰：去腸中小蟲，益肝膽。甄權曰：熱黃癰腫，口乾。大明曰：客忤，疳氣。明目，治疳。潔古曰：目黃及赤腫瘀肉。東垣曰：退肝經邪熱，下[2]焦濕熱，瀉膀胱火。時珍曰：相火寄在肝膽，有[3]瀉無補。龍膽之益肝膽，正以其瀉邪熱也。大苦[4]大寒，能損胃中生發之氣，反助火邪。亦久服黃連反從火化之義也。

按　龍膽草大寒，比天地之嚴冬，萬卉凋落，人身中詎可令此氣行乎？先哲謂苦寒伐標，宜暫不宜久。如聖世不廢刑罰，所以佐德意之窮。恃而久用，其敗也必矣！

《日華子》云：龍膽草治熱病狂語，血虛健忘。

空腹勿服，令人溺遺。

三棱

《圖經》云：三棱，今出河、陝，荆、襄有之。體重者佳。

氣平，味苦，陰中之陽。無毒。

入肺、肝二經。

《象》云：治老癖，癥瘕結塊，婦人血脉不調，心腹刺痛。須炮用，麵包火煨，加醋復炒過用。

《珍》云：破積氣，損真氣。虛者勿用。

《液》云：治氣脹，血脉不調。補五勞，通月經，消瘀血。色白，破血中之氣。

1　驚癇：原字漫漶。據《證類本草》卷六“龍膽”條引《本經》補正。

2　熱下：原字闕損。據《本草綱目》卷十三“龍膽”條引“東垣”作“退肝經邪熱，除下焦濕熱之腫”補正。

3　有：原字闕損。據《本草綱目》卷十三“龍膽”條“發明”補正。

4　苦：原字闕損。據《本草綱目》卷十三“龍膽”條“發明”補正。

按　三棱破氣，有雷厲風行之勢。

禹錫云：破撲損瘀血。

蓬莪茂

《本草》云：蓬莪茂生西戎及廣南諸州。根下并生一好一惡。惡者有毒。西戎人取之，先放羊食。羊不食者棄之。黑色者佳。泡過，醋炒用。

氣溫，味苦、辛。無毒。

《象》云：治心膈痛，飲食不消。破痃癖氣最良。炮用。

《本草》云：治婦人血氣，丈夫賁豚。治心腹痛，中惡疰忤鬼氣，霍亂冷氣，吐酸水，解毒，飲食不消。酒研服。

《液》云：色黑，破氣中之血。入氣藥，發諸香。雖爲泄劑[1]，亦能益氣。故孫用和治氣短不能接續，所以大小七香丸、集香丸散及湯內多用。

按　蓬莪茂性甚猛峻，虛人禁之。乃《大全》[2]謂氣短不能續者用之，過矣！卽大小七香丸、集香丸，都用以理氣，豈用以補氣乎？

白豆蔻

《圖經》云：白豆蔻出伽古羅國，其氣天香。去殼研細用。原出外番，今生兩廣。

氣熱，味大辛。味薄氣厚，陽也。辛，大溫。無毒。

入手太陰經。

《珍》云：主積冷氣，散肺中滯氣，寬膈，止吐逆，治反胃，消穀下氣進食。去皮用。

《心》云：專入肺經，去白睛翳膜。紅者不宜多用。

《本草》云：主積聚冷氣，止吐逆反胃。消穀下氣。

《液》云：入手太陰，別有清高之氣。上焦元氣不足，以此補之。

按　豆蔻，開氣甚速，終是辛散。服之不已，令人元氣暗消，猶喜其香快

1　劑：原作"痛"。《湯液本草》卷四"蓬莪茂"條作"劑"，《本草綱目》所引同作"劑"，因改。

2　大全：此指《重刊經史證類大全本草》，卽《證類本草》刊本之一。此乃《證類本草》卷九"蓬莪茂"條引"孫用和"作"正元散，治氣不接，續氣短"。

而不覺，反成痼疾。君以參、耆，庶得相成。

肉豆蔻

《圖經》云：肉豆蔻出胡國。今嶺南人家種之。圓小，皮紫、緊薄。

氣溫，味辛，無毒。入手陽明經。

《本草》云：主鬼氣，溫中，治積冷心腹脹痛，霍亂中惡，冷疰，嘔沫冷氣，消食止泄。小兒傷乳霍亂。宗奭曰：多服泄氣。丹溪曰：屬金與土。《日華》稱其下氣，以脾得補而善運，氣自下也，非若陳皮、香附之泄。時珍曰：暖脾胃，固大腸。

按　肉豆蔻，即肉果。辛中殊帶澀，故能固腸。有未去之積者，不可先以此澀之。

《廣志》云：肉豆蔻，主心腹腫痛，赤白痢疾，米醋調，麪裹之，置灰中煨令黃焦。

草豆蔻

氣熱，味大辛，陽也。辛、溫，無毒。

入足太陰經，陽明經。

《象》云：治風寒客邪在胃口之上。善去脾胃客寒，心與胃痛。麪包煨熟，去麪用。

《珍》云：去脾胃積滯之寒邪，止心腹胃脘之脹痛。

《本草》云：主溫中，心腹痛，嘔吐。去口臭，氣下，氣脹滿，短氣。消酒進食，止霍亂。治一切冷氣，調中補胃健脾，亦能消食。

《日華子》云：磨積塊，破血瘕，散結溫中。

紅豆蔻[1]

氣溫，味辛，無毒。

---

1 紅豆蔻：原作“紅豆”。《證類本草》卷九“紅豆蔻”條藥名紅豆蔻，乃“高良薑子”，而紅豆則非高良薑子。《湯液本草》卷四“紅豆蔻”條同。本條引“禹錫云”，也作“紅豆蔻”，因據補正。

《本草》云：主陽虛水瀉，心腹絞痛、霍亂，嘔吐酸水，解酒毒。不宜多，令人舌粗，不能飲食。

《液》云：是高良薑子。用紅豆蔻，復用良薑，如用官桂，復用桂花同意。

禹錫云：紅豆蔻治嵐瘴霧氣，善解酒毒。

縮砂

《藥性論》云：縮砂出波斯國。溫脾暖胃，善治奔豚。

氣溫，味辛，無毒。

入手、足太陰經，陽明經，太陽經，足少陰經。

《象》云：治脾胃氣結滯不散。主勞虛冷瀉心腹痛，下氣消食。

《本草》云：治虛勞冷瀉，宿食不消，赤白泄痢，腹中虛痛，下氣。

《液》云：與白檀、豆蔻爲使則入肺，與人參、益智爲使則入脾，與黃蘗、茯苓爲使則入腎，與白石脂爲使則入大小腸。

丹溪云：縮砂，安胎、止痛、行氣故也。

按　韓飛霞云：腎惡燥，以辛潤之，縮砂之辛以潤腎燥。又屬土，主醒脾，引諸藥歸宿丹田。香能和合五臟中和之氣，故蒸地黃用之，取其達下也。然好食不休，反伐胃氣。止吐瀉，安胎，化酒食之劑。溫脾胃，下氣通結滯之品。

黑附子 冬月採爲附子　春月採爲烏頭

氣熱，味大辛，純陽。辛、甘，溫、大熱，有大毒。

通行諸經引用藥。入手少陽經，三焦命門之劑。

《本草》云：主風寒咳逆邪氣，溫中，金瘡，破癥堅積聚血瘕，寒濕踒躄拘攣，膝痛腳疼，冷弱不能行步。腰脊風寒，心腹冷痛，霍亂轉筋，下痢赤白。堅肌骨，強陰，墮胎。爲百藥之長。通行諸經。地膽爲使，惡蜈蚣，畏人參、甘草、黃耆、防風、黑豆、綠豆、童便。忌豉汁。每隻重兩許，臍正底平，頂短節少，肉不腐、皮不皺者佳。童便浸三日，去皮臍，切作四塊，甘草湯浸三日，濕紙裹煨熱灰中小半日。

成聊攝云：附子之辛溫，固陽氣而補胃。又云：濕在經者，逐以附子之辛熱。又云：辛以散之。附子之辛以散寒。

潔古云：黑附子，其性走而不守，亦能除腎[1]中寒。其以白术爲佐，謂之术附湯，除寒濕之聖藥也。治濕藥中，宜少加之，通行諸經引用藥也。及治經閉。《主治秘訣》云：性大熱，味辛、甘，氣厚味薄，輕重得宜，可升可降，陽也。其用有三：去藏府沉寒，一也；補助陽氣不足，二也；溫暖脾胃，三也。然不可多用，慢火炮制，去皮臍用。又云：附子熱氣之厚者，乃陽中之陽。故《經》云發熱。又云：非附子不能補下焦之陽虛。

東垣云：黑附子，味辛、甘，溫，大熱，純陽。治脾中大寒，主風寒咳逆，溫中。又云：散藏府沉寒。其氣亦陽，補諸不足，不宜多用。《經》曰"壯火食氣"故也。用之則須以甘草緩之。辛熱以溫少陰經，以溫陽氣，散寒發陰，必以辛熱。濕淫所勝，腹中痛，用之補虛勝寒。蛔動胃虛則氣壅滿。甘令人中滿。去术加此，補陽散壅。

海藏云：附子入手少陽、足少陰，三焦、命門之劑。其浮其沉，無所不至。味辛大熱，爲陽中之陽。故行而不止，非若乾薑止而不行也。非身表涼、四肢厥者，不可僭用。如用之者，以其治四逆也。

附子：《衍義》論五等同一物，以形像命名而爲用。至哉斯言！猶有未善。仲景八味丸，附子爲少陰之嚮導，其補自是地黃。後世因以附子爲補，誤矣！附子走而不守，取健悍走下之性，以行地黃之滯，可致遠。亦若烏頭、天雄，皆氣壯形偉，可爲下部藥之佐。無人表其害人之禍，相慣用爲治風之藥，殺人多矣。治寒治風，有必用者，予每以童便煮而浸之，以殺其毒。且可助下行之力。入鹽尤捷。王履曰：八味丸爲火衰者設。附子乃補陽之藥，非爲行地黃之滯也。丹溪曰：氣虛熱甚，宜稍用附子，以行參、耆。肥人多濕亦宜之。

虞摶曰：稟雄壯之質，有斬關之能。引補氣藥以追散失之元陽，引補血藥以養不足之真陰，引發散藥以驅在表風邪，引溫暖藥以除在里寒濕。《集驗》曰：腫因積生，積既去而腫再作，若再用利藥，小便愈閉，醫多束手。蓋中下焦氣不升降，爲寒所隔，惟服附子，小便自通。吳綬曰：傷寒傳變三陰，及中寒夾陰，身雖大熱而脉沉者必用之。厥冷腹痛，脉沉而細，唇青囊縮者急用之，有起死回生之力。近世往往不敢用，直至陰極陽竭，而後議用，雖用遲矣。

---

1 腎：原作"胸"。《湯液本草》卷三"黑附子"條作"腎"，義長。據改。

時珍曰：陰毒寒疝，中寒中風，痰厥氣厥，柔痓癲癇，腎厥頭痛，暴瀉脫陽，脾泄久痢，寒瘧瘴氣，嘔噦噎膈，癰疽不斂，小兒慢驚，痘陷灰白，陽虛血症，腦泄，耳鳴。夫陰寒在下，虛陽上浮，治之以寒，則陰氣益甚；治之以熱，則拒而不納。熱藥冷飲，病氣隨愈。東垣治馮翰林侄子面赤目赤，煩渴引飲，脉來八至，按之則散，用薑、附、人參服至半斤而愈。

按　附子大熱之藥，補火必妨水，豈宜輕用？然有真寒，非此不救。但居恒能熟審可用、不可用之故，則臨症明決，不至疑惑，與妄投矣。如六脉沉遲，或細微欲絕，或兩尺細軟，或雖洪數，按之如無，重衣厚被，喜見日光。入室登床，惡當風雨。情慘慘不榮，目眈眈不明。晝見夜伏，夜見晝伏。虛症蜂起，不時而動。或日則稍輕，遇夜乃重；或天溫略減，遇冷偏增。雖面紅目赤，發熱燥渴，若復喜手按，口畏冷飲，小便自利，足膝俱寒，謂之"內真寒而外假熱"，陰盛格陽也。以上數端，必須附子，方可回生。苟無前症，率莽輕投，殺人速於用刃。志仁壽者，能不悚然懼乎？《瑣碎錄》言：北方極寒，民啖附子，如啖芋栗，地氣使然，不可爲例。

《外台秘要》云：附子療半身不遂，偏風頭痛。

去皮臍，先將薑汁、鹽水各半盞，入砂罐緊煮七沸，次用甘草、黃連各半盞，加童便緩煮一時，伏地內一宿[1]，曬乾收用。乃烏頭傍出，故曰"附子"。孕婦誤服墜胎。

烏頭

《本草》云：烏頭，莽草爲之使。反半夏、貝母、白斂、白及，惡藜蘆。

氣熱，味大辛。辛、甘，大熱，有大毒。行諸經。

《象》云：治風痹血痹，半身不遂，行經藥也。慢火炮拆，去皮用。

《本草》云：主中風惡風，洗洗出汗，除寒濕痹，咳逆上氣，破積聚寒熱，消胸上痰冷，食不下，心腹冷疾，臍間痛，肩胛痛，不可俯仰。目中痛，不可久視，墮胎。其汁煎之名射罔，殺禽獸。

《主治秘訣》云：性熱，味辛、甘，氣厚味薄，浮而升，陽也。其用有六：除寒疾，一也；去心下痞堅，二也；溫養藏府，三也；治諸風，四也；破積聚滯氣，

1　煮一時，伏地內一宿：《本草綱目》作"煮熟，出火毒一夜用之。"

五也；感寒腹痛，六也。

東垣云：烏頭：味辛、甘，溫、大熱，純陽。主中風，除寒濕痹，行經散風邪。不宜多用。長者名天雄，助陽退陰，除風寒濕痹、歷節痛。尖者名烏頭。

《液》云：烏、附、天雄、側子之屬，皆水浸炮製，去皮臍用之。多有外黃里白，劣性尚在。莫若乘熱切作片子再炒，令表里皆黃，內外一色，劣性皆去，卻爲良也。

潔[1]古云：非天雄不能補上焦之陽虛。

《月令》云：三月採烏頭。立春生者乃謂烏[2]頭。附子頂圓正，烏頭頂歪。制與附子同。

《孫兆口訣》：治傷寒陰毒，手足逆冷。

甘遂

《本草》云：甘遂生中山川谷。赤皮者勝。

氣大寒，味苦、甘。甘，純陽。有毒。

《本草》云：主大腹疝瘕，腹滿，面目浮腫，留飲宿食，破堅消積，利水穀道，下五水，散膀胱留熱，皮中痞熱，氣腫滿。瓜蒂爲使，惡遠志及甘草。

《液》云：可以通水，而其氣直透達所結處。

《衍義》云：此藥專于行水攻決爲用。入藥須斟酌用之。

《珍》云：若水結胸中，非此不能除。

楊氏云：甘遂治腹滿，大小便不利，氣急。

大戟

《本草》云：大戟生常山，今近道處處皆有。之才曰：反甘草，畏菖蒲、蘆葦、鼠屎。

成聊攝云：苦以泄之，甘遂、大戟之苦以泄水。水者腎所主也。

潔古云：大戟，味苦、甘，寒，陰中微陽也。瀉肺氣，卻能損真氣。

---

1 潔：此前原衍“世”字。據《本草綱目》卷十七“烏頭”條引“元素曰”刪。張元素，字潔古。

2 烏：原作“息”，無此名。詳上下文義，當作“烏”，因改。

海藏云：此澤漆根也。與甘遂同爲泄水之藥。濕勝者，以苦燥除之。

《本草》云：大戟味苦，能墮胎。

時珍云：大戟得棗，卽不損脾。

處處生。春發紅芽。入藥惟採正根，傍附誤煎，冷泄難禁。

葶藶

《本草》云：惡僵蠶、石龍芮。葶藶生曹州，今近道有之。

東垣云：葶藶苦，寒[1]，與辛酸同用，以導腫氣。

海藏云：葶藶，仲景用苦者，餘方或有用甜者，或有不言甜苦者。大抵苦則下泄，甜則少緩。量病虛實。

丹溪云：葶藶屬火與木，性急，善逐水病。人稍虛者宜遠之。其殺人甚速。

《本草》云：葶藶治癥瘕積聚結氣，飲食寒熱，破堅逐邪，通利水道。療肺久病，面目浮腫。

隔火紙文炒，逐膀胱留熱，消面目浮腫，瀉肺喘難眠，痰咳不已。

茴香

《圖經》云：茴香，今出廣南。番舶者佳。

氣平，味辛，無毒。

入手、足少陰經，太陽經藥。

《象》云：破一切臭氣，調中止嘔，下食。炒黃色，碎用。

《本草》云：主諸瘻，霍亂及蛇傷。又能治腎勞癩疝氣，開胃下食。又治膀胱陰痛，脚氣，少腹痛不可忍。

《液》云：茴香本治膀胱藥，以其先丙，故云小腸也，能潤丙燥。以其先戊，故從丙至土。又手、足少陰二藥，相合以開上下經之通道，所以壬與丙交也。

孫真人云：治瘴瘧，渾身熱，連背項。茴香搗取汁服。

鹽、酒浸透炒，開胃止嘔下食，調饌止臭生香。助陽氣之虛，補命門不足。

---

1 苦寒：原作“苦熬寒”，“熬”字在此義不明。據《本草綱目》卷十六“葶藶”條“发明”項引“杲曰”删“熬”字。

紅藍花

紅藍花,生梁漢及西域。今處處有之。

氣溫,味辛,辛而甘溫,苦。陰中之陽,無毒。

《象》云:治產後口噤血暈,腹內惡血不盡,絞痛,破留血神效。搓碎用。少用則入心養血。

《心》云:和血,與當歸同用。

《珍》云:入心養血。謂苦溫爲陰中之陽,故入心。

《本草》云:主產後血暈,胎死腹中,并酒煮服。亦主蠱毒下血。其苗生搗,傅遊腫。其子吞數粒,主天行瘡子不出。其胭脂主小兒聤耳,滴耳中。仲景治六十二種風,兼腹中血氣刺痛,用紅花一大兩,分爲四分,酒一大升,煎強半,頓服之,散腫。

按　血生於心,藏於肝,屬於衝任。紅花與之同色,故主用同類相親也。多則行血,少則養血。

藿香

《本草》云:藿葉香,心腹痛,吐逆最要藥也。專辟瘴邪。

氣微溫,味甘、苦。陽也,甘苦純陽。無毒。

入手、足太陰經。

《象》云:治風水,去惡氣,治脾胃吐逆,霍亂心痛。去枝梗,用葉。

《心》云:芳馨之氣,助脾開胃,止嘔。

《珍》云:補衛氣,益胃進食。

《本草》云:主脾胃嘔逆,療風水毒腫,去惡氣,療霍亂心痛,溫中快氣。酒[1]口臭,上焦壅,煎湯嗽口。入手足太陽。入順氣烏藥則補肺,入黃芪四君子湯補脾。市家多以綿花葉假充,不可不辨。但氣不香。

茺蔚子　一名益母

隱居云:茺蔚子,今處處有之。九月採。

味辛、甘,微寒。無毒。

1　酒:《湯液本草》卷五"藿香"條作"治"。二者皆可通,《湯液本草》義長。

主明目益精。其莖主癮疹癢，可作浴湯。治産後血脹，苗、葉同功。

丹溪云：益母草，治産前産後諸疾，行血養血。難産作膏服，良。苗、葉、莖、根、花、實，并皆入藥。陰乾用。活血行氣，有補陰之功，故名益母。凡婦人經脉不調，胎産一切血氣諸病，并皆治之。又絞汁服，主浮腫，下水，子死腹中，乳癰，疔腫，蛇毒。

《廣濟方》云：療小兒疳痢，茺蔚子末服之。

端午收，氣味花俱足。

子：除目翳。

葉：洗癮疹。

艾葉 蘄州者良

潔古云：艾葉苦。陰中之陽。溫胃，主灸百病，逐寒濕，治吐血衄血，下痢赤白，婦人漏血，安胎止腹痛。久服致火上衝，中病卽止。

丹溪云：艾屬火而有水。生寒、熟溫。生搗汁服，可止血。《本草》止言其溫，不言其熱。其性入火灸則氣下行，入藥服則氣上行。世人喜溫，今婦人欲子者，率多服之。及其毒發，何嘗歸咎于艾？惜哉！予考《圖經》而默有感於其中也。故云取陳久者，入木臼內搗熟，羅其滓，取白者再搗，至柔軟如綿用。

《荊楚歲時記》：端午，四方百姓採艾葉，懸置戶中，辟毒疫。午時收採，乾存。治灸發背癰疽諸症。

蘭葉

《本草》云：蘭葉無毒。辟不祥，通神明。

東垣云：蘭葉味辛，平。其氣清香，生津止渴，益氣潤肌肉。《內經》云：消渴治之以蘭是也。消渴證非此不能除。膽癉必用。

丹溪云：蘭稟金水之清氣而似有火。人知其花香之可貴，而不知爲用之方。蓋其葉能散久積陳鬱之氣，甚有力。入藥煎煮用之。東垣方中嘗用矣。

澤蘭

《圖經》云：澤蘭生汝南諸[1]大澤傍。今河中府皆有之。

味苦，性微溫。無毒。

入肺、脾二經。

《經》曰：癰腫瘡膿。

甄權曰：頻產成勞，血瀝腰痛。大明曰：主產前後百病，通九竅，利關節，養血氣，破宿血，消癥瘕，鼻血吐血，頭風目痛。

按　脾喜芳香，肝宜卒散。脾氣舒則三焦通利而正氣和，肝鬱散則榮衛流行而病邪解。行血而不推蕩，補血而不膩滯，故爲產科聖藥。

《日華子》云：澤蘭消撲損瘀血。

理治產後[2]百病淹纏，消濕中四肢、浮腫。

香薷 一名石香菜

《本草》云：香薷調中溫胃，脹滿腸鳴。

味辛，性微溫，無毒。

入肺、胃二經。硬梗，石生者良。

隱居曰：霍亂腹痛。大明曰：下氣、除煩熱。丹溪曰：屬金與水，有徹上徹下之功。解暑，利小便，治水甚捷。肺得之清化行而熱自降也。時珍曰：世醫治暑以香薷爲首，然暑有乘涼飲冷、陽氣爲陰邪所遏，頭痛發熱，惡寒煩躁，口渴，或霍亂吐瀉，宜用此以發越陽氣。若勞役作[3]喪，傷暑大熱大渴，汗泄如雨，煩燥喘促，或吐或瀉，乃內傷之症，必用東垣清暑益氣湯、人參白虎湯以瀉火益元可也。若用香薷，是重虛其表，而又濟之以熱矣。氣虛者尤不可服。今人不問有病無病，謂能辟暑，概用代茶，真癡前說夢也。性溫不可熱服，反致吐逆。冷服則無拒格之患。

按　香薷治水腫甚捷，今人罕知用者。深師薷术丸、胡居士香薷煎，皆有神功，不誣也。

---

1 南諸：原脫，故前後文不連貫。據《證類本草》卷九"澤蘭"條引《圖經》補。

2 後：原脫，據《證類本草》卷九"澤蘭"條引《日華子》補。

3 作：原作"鑿"。據《本草綱目》卷十四"香薷"條"发明·時珍曰"改。

去口臭，有撥濁回清之妙。脾得之，鬱火一降，氣不上焉。

牛膝

《經》云：牛膝生河内川谷，今江、淮、閩、粤、關中有之。高三尺，莖紫節大者爲雄，青細者爲雌。藥喜雄者。

味苦、酸，性平，無毒。

入肝、腎二經。惡螢火、龜甲、陸英，畏白前、白鮮皮，忌牛肉。産川中長三尺而肥潤者良。酒浸用。

《經》曰：寒濕痿痹膝痛，逐血氣，墮胎。隱居曰：主男子陰消，老人失溺。補中續絶，益精填骨髓，除腦痛、腰脊痛，月水不通。大明曰：排膿止痛，血暈，落死胎。宗奭曰：罨竹木刺入肉。好古曰：強筋補肝。丹溪曰：牛膝能引諸藥下行。時珍曰：五淋尿血，莖中痛，下痢，喉痹，口瘡，齒痛，癰腫，折傷。

按　牛膝爲陰，能降而不能升。脾虛下陷，因而腿膝濕腫或痛者，大非所宜。

崔元亮云：牛膝根治瘰。

《經驗方》：牛膝治消渴不止，下元虛損，胞衣不出。

老瘧弗愈，單煎；尿管澀疼，酒煮；同麝香墮胎甚捷。引諸藥下足如奔。

萆薢

《經》云：萆薢生河、陜、荆、蜀者佳。

味苦、甘，性平，無毒。

入胃、肝、腎三經。薏苡爲使。畏葵根、大黃、柴[1]胡、前胡、牡蠣，忌牛肉。

《經》云：腰脊痛，風寒濕痹，惡瘡。隱居曰：主陰痿失溺。甄權曰：腰痛久冷，膀胱宿水。大明曰：補水臟，堅筋骨，益精明目。楊子建曰：小便頻，莖內痛，必先大腑熱閉，水液只就小腸，大腑愈加乾竭，甚則身熱，心燥思涼水，

---

1 柴：原誤作“後”。據《證類本草》卷八“萆薢”條引改。

如此卽重證也。此疾本[1]因貪酒色，積有腐物瘀血，隨虛入於小腸故痛。不飲酒者，必過食辛熱葷[2]膩，又因色傷而然，此便頻而痛，與淋症澀而痛者不同。宜草薢一兩，水浸少時，鹽半兩同炒。去鹽爲末，每服三錢，水一盞，煎八分，和滓服，使水道轉入大腸。仍以葱湯頻洗穀道，令氣得通，則小便數及痛自減也。時珍曰：厥陰主筋、屬風；陽明主肉、屬濕。草薢去風濕，所以治諸病之屬風濕者。草薢、菝葜、土茯苓三物，形雖不同，主治相仿，豈一類數種乎？

按　腎受土邪則水衰，肝挾相火而凌土濕，得草薢以滲濕，則安土其位，水不受侮矣。

《廣利方》：草薢療丈夫脚腰痺，緩急行履不穩者，合杜仲等分煎服。

又名冷飯團。治楊梅瘡，愈而復發；或結毒筋骨。

痛用草薢三兩，皂角刺、牽牛各一錢，水六碗，煎一半，溫服，不數劑瘥。

菊花

陶隱居云：菊花，南陽酈縣最多，惟色黃、味甘者佳。苦不入藥。

苦而甘寒，無毒。

《心》云：去翳膜，明目。

《珍[3]》云：養目血。

《藥性論》云：使。治身上諸風。

《日華子》云：治四肢遊風，利血脉，心煩、胸膈壅悶。

東垣云：甘菊花治頭風、頭眩，明目。

丹溪云：甘菊花屬金而有木與土，大能補陰。須是味甘、莖紫者。若山野間味苦、莖青者勿用，大傷胃氣，謹戒之！其苗可蔬，葉可啜，花可餌，根實可藥，囊之可枕，釀之可飲。自本至末，罔不有功。

《肘後方》：治疔腫垂危，用菊葉一握，搗絞汁一升，入口卽活。冬用根。

變老皓白成烏，同地黃釀酒解醉，昏迷易醒，共葛花煎湯。

1　心燥……此疾本：原“心”下僅有“之”字，文義不通。據《本草綱目》卷十八“草薢”條引“楊子建”補正，并刪去“之”字。

2　葷：原誤作“暈”。據《本草綱目》卷十八“草薢”條引“楊子建”改。

3　珍：原誤作“今”。據《湯液本草》卷四“菊花”條引《珍》改。

百合[1]

《本草》云：百合生荆州川谷。今近道處處有之。

氣平，味甘，無毒。

《本草》云：主邪氣腹脹心痛，利大小便，補中益氣，除浮腫臚脹，痞滿，寒熱，遍身疼痛，及乳難喉痹，止涕。甄權曰：百邪鬼魅，涕泣不止，心下急痛，脚氣，熱咳。大明曰：安心，定膽，益志，治顛邪狂叫驚悸，産後血狂運，殺蠱毒，脅癰，乳癰，發背，諸瘡腫。

潔古曰：溫肺止嗽。

按　《金匱要略》云：行住坐臥不定，如有神靈，謂之百合病，取百合治之。由是觀之，則其安神逐祟之功，具可想見。《野圃藪》云：久服使人心志歡和，不憂不懼。命名之義，或因乎此！

仲景治百合病，百合知母湯、百合滑石代赭石湯，有百合雞子湯、百合地黃湯，或百合病已經汗者，或未經汗者、下吐者，或病形如初，或病變寒熱，并見《活人書》。治傷寒腹中疼。百合一兩，炒黃爲末，米飲調。

何首烏

《本草》云：首烏出順州南河縣，今嶺外、江南諸州皆有。赤者雄，白者雌。赤白宜并用。

味苦、澀，性微溫，無毒。

入肺、腎二經。茯苓爲使，忌諸血、無鱗魚、蘿蔔、葱、蒜、鐵器。選大者，赤白合用，泔浸過，同黑豆九蒸曬。

《開寶》曰：瘰癧癰疽，頭面風瘡，五痔，心痛，益血氣，黑髭髮，悦顏色，長筋骨，益精髓。産帶諸疾。大明曰：療一切宿疾，令人有子。時珍曰：不寒不燥，功在地黃、天門冬之上。氣血太和，則百病不作。

按　何首烏觀其藤夜交，遂能變白，則其補陰之功可想見矣。味澀能固精氣，性溫能壯陽道。讀李遠[2]附錄及"休糧贊"、《何首烏傳》，信知其非常物也。赤者屬血，白者屬氣。宜活用之。

《經驗方》云：何首烏治軟骨風，腰膝疼，遍身瘙癢。

1　合：原誤作"荅"。據目錄及内文改。

2　李遠：唐代官員，曾在唐·李翱《何首烏傳》之末附上其傳録經驗，非其撰《何首烏傳》。

菖蒲

《本草》云：菖蒲生蜀郡嚴道。九節者良。

味辛，性溫，無毒。

入心、肝二經。

秦皮、秦艽爲使。惡地膽、麻黃，忌飴糖、羊肉。勿犯鐵，令人吐。石生、一寸九節者良。去毛微炒。

《經》曰：風寒濕痹，咳逆上氣，開心孔，通九竅，明耳目，出音聲，溫腸胃。甄權曰：耳鳴頭風，殺諸蟲，疥瘙、鬼氣。好古曰：心積伏梁。士瀛曰：下痢噤口，雖是脾虛，亦熱氣閉隔心胸所致。用木香失之溫，用山藥失之閉，惟參苓白术加菖蒲，米飲服之，自然思食。

按　服食家盛陳菖蒲之功，卻百病而得永年。觀其隆冬不凋，盛暑不萎，浣去泥土，惟以水浸，生長不息，經歲繁茂，則其得天地清陽之氣最多，亦神物也。然辛散之性，虛人用之，須有君有臣爲妥，不宜獨用耳。

禹錫云：菖蒲治小兒溫瘧，聰明益智。

扁鵲云：中惡卒死，鬼擊屍厥，人臥不寤，菖蒲末吹鼻中，桂末內舌下。生根絞汁，灌之，立瘥。

細末鋪席臥，治遍身癢痛瘡瘍。遠志和丸服，開誦讀萬言記性。

遠志

《本草》云：遠志生太山川谷，河、陝亦有之。色黃、肥潤爲佳。

味苦，性溫，無毒。

入腎經。畏珍珠、藜蘆、蜚蠊、齊蛤。殺附子毒。用甘草湯浸，去木，焙乾。

《經》曰：補不足，除邪氣，利九竅，益智慧，耳目聰明，不忘強志，倍力。隱居曰：利丈夫，定心氣，止驚悸，去膈氣。甄權曰：堅陽道。好古曰：腎積奔豚。時珍曰：遠志入腎，非心經藥也。專于強志益精，治善忘。精與志皆腎所藏也，精不足則志衰，不能上通於心，故善忘。《靈樞經》曰：腎藏精，精舍[1]志。腎盛怒而不止則傷志，志傷則喜忘。又云：人之善忘者，上氣不足，下氣有餘。

1　舍：原誤作“合”。據《靈樞·本神》改。

腸胃實而心肺虛，虛則榮衛留於下，久之不以時上，故善忘也。《三因方》遠志酒治癰疽，亦補腎之力耳。

按　遠志味苦[1]殊辛，故能下氣而走。補厥陰。

《日華子》云：遠志禁猪肉、冷水、生葱菜。

《經》曰：以辛補之。此水、木同源之義，前古未發也。

苗名小草，止[2]虛損，夢魘精遺。

蓯蓉

陶云：肉蓯蓉，代郡雁門及隴西爲最。

氣溫，味甘、鹹、酸，無毒。

《本草》云：主五勞七傷，補中，除莖中寒熱痛，養五臟，強陰益精氣，多子。婦人癥瘕，除膀胱邪氣，腰痛，止痢，久服輕身。

《液》云：命門相火不足，以此補之。

丹溪云：屬土而有水與火，能峻補精血。驟多用之，則反滑大腸。

酒浸一宿，刷去浮垢，劈破，去中心白膜，酥炙用。

根名鎖陽。強陰益精，養筋潤燥。治痿弱可代蓯蓉。大便燥結者勿用。

治男子絕陽不興，女人絕陰不産。

五加皮

《本草》云：五加皮，遠志爲之使，畏玄參。生漢中。

味辛、苦，氣溫、微寒，無毒。酒洗用。

主風濕痹痛痿躄，壯筋骨，補中益精，消瘀血在皮肌。釀酒服，治風痹，四肢攣急。

《日華子》云：明目，治中風，骨筋攣急。補五勞七傷。

山澤多生，隨處俱有。五葉作叢爲良，三四葉次。扶男子陽痿不舉，去女人陰癢陰瘡。

---

1 苦：原作“中”。據上文有“味苦”，而苦能下氣，與下文“下氣而走”相符，故改。
2 止：原誤作“禁”。據《證類本草》卷九“遠志”條引《別錄》改。

蘆根

隱居云：蘆根，掘取甘辛者。其露出及浮水中者，不堪用也。

氣寒，味甘。

《本草》云：主消渴客熱，止小便。《金匱玉函》治五噎膈氣，煩悶吐逆不下食，蘆根五兩，剉，水三盞，煮二盞，去渣，無時服。

葛洪云：蘆根無毒。解中魚蟹毒[1]。

補骨脂　即破故紙

《圖經[2]》云：補骨脂生波斯國。不及番舶上來者最佳。

味苦、辛，氣大溫，無毒。酒浸一宿，蒸半日用。

主男子傷勞陽衰，腎冷精流，腰痛膝寒，囊濕縮，小便多，止腎虛瀉痢，及婦人血氣痛。

《本草》云：補骨脂墮胎。惡甘草。

凡氣病用氣藥不效者，氣之所藏無以收也。方中用此，能使氣升降而歸於腎藏也。

骨碎補

《圖經》云：骨碎補生江南淮、浙、陝西州郡有之。

味苦，氣溫，無毒。酒浸，去毛用。

主破血止血，補傷折骨碎，療骨中毒風，氣血疼痛。

陳藏器云：治五勞六極，兩手不收，悉能除之。

開元皇帝以其治傷折，補骨碎，故作此名耳。

黃精

《永嘉記》云：黃精出崧陽永寧縣。

味甘，氣平，無毒。單服九蒸九曝，入藥生用。

1　毒：原脫。據《證類本草》卷十一“蘆根”條補。

2　圖經：據《證類本草》卷九“補骨脂”條，此後引文見宋《開寶本草》與《本草圖經》。

主補中益氣，安五臟，除風濕，下三屍蟲。久服耐寒暑，不飢。《博物志》云：太陽之草，名曰黃精。服之可以長生。

蕭炳云：黃精氣寒。

《道藏經》云：黃精黃精，服久長生。髮白更黑，齒落重生。

胡麻　一名巨勝子

味甘，氣平。擇如油麻、紫色者，酒淘炒用。

補五臟，益氣力，長肌肉，堅筋骨，療疥癬及浸淫惡瘡。

《日華子》云：胡麻生上黨。催生、落胞，逐風濕氣。

蘇恭云：胡麻壓[1]取油，治天行熱秘腸結。

生者嚼，塗瘡腫，禿髮落，亦重生。

菟絲子

《本草》云：菟絲子生朝鮮川澤。得酒良。薯蕷、松脂爲之使。惡藋菌。

味辛、甘，氣溫，無毒。酒洗曝乾，再浸、再曝九次，杵末用。

主腰痛膝冷，添精補髓，明目強陰，堅筋骨，續斷傷，益氣力。療莖中寒，泄精、遺溺。久服延年。

《藥性論》云：菟絲子治男子女人虛冷，熱中消渴，補五勞七傷，鬼交泄精。

決明子

《本草》云：決明子，黃耆爲之使，惡大麻子。今處處有之。

味鹹、苦，氣微寒，無毒。圃中種之，蛇不敢入。

主頭風目疾，青盲，赤白障[2]翳，止鼻洪，除肝熱，久服益精光。

爲末水調貼顖門，止鼻衄。貼太陽，止頭疼。治頭風，作枕。敷腫毒，水調。

1　壓：原誤作"厭"。據《證類本草》卷二十四"胡麻"條引《圖經》改。

2　障：原誤作"瘴"。據《證類本草》卷七"決明子"條引《本經》作"目淫，膚赤，白膜"，故當作"障"。

鼠黏子

隱居云：牛蒡子無毒。牛好食其根，故名。

氣平，味辛。辛、溫。

牛蒡子，一名惡實。潔古云：主風腫毒，利咽膈，吞一粒，可出癰疽頭。《主治秘訣》云：辛、溫，潤肺散氣，搗碎用之。

東垣云：味辛，平，甘，溫。主明目、補中，及皮膚風。通十二經。

葉及根：主尿血黃疸，瘻，痢，搗汁和酒服。

張仲景療傷寒寒熱，汗出中風，面腫。能治痘毒。

車前子

陶隱居云：車前，人家及路邊甚多。一名芣苢。《詩》云"採採芣苢"是也。

氣寒，味甘、鹹，無毒。

《象》云：主氣癃閉，利水道，通小便，除濕痹，肝中風熱衝目赤痛。

《本草》云：主氣癃，止痛，利水道，通小便，除濕痹。男子傷中，女子淋瀝，不欲食。養肺，強陰益精，令人有子。明目，治目熱赤痛，輕身耐老。

蕭炳云：車前養肝，今出開州者爲佳。

東垣云：能利小便而不走氣。與茯苓同功。

蕘花

《本草》云：蕘花生咸陽川谷。

氣微寒，味苦、辛，有毒。

《本草》云：主傷寒溫瘧，下十二水，破積聚大堅癥瘕，蕩滌腸胃中留癖，飲食寒熱邪氣，利水道，療痰飲咳嗽。體虛禁用。

《衍義》云：仲景以蕘花治利者，以其行水也。水去則利止，其意如此。用時斟酌，不可太過與不及也。仍察其須有是證，方可用之。仲景小青龍湯，若微利，去麻黃，加蕘花如雞子，熬令赤色用之，蓋利水也。

禹錫云：蕘花，雍州者好。治喉中腫滿，疝癖氣塊。

前胡

隱居云：前胡舊不著所出，今吳興者爲勝。

氣微寒,味苦,無毒。

入肺、脾、胃、大腸四經。使、畏、惡俱同柴胡。皮黑肉白,北地者爲勝。

隱居曰:痰滿氣結。大明曰:霍亂轉筋,喘嗽,安胎。小兒疳氣,下食。《普濟》云:治小兒夜啼。時珍曰:前胡主降,與柴胡純陽上升者不同。長於下氣,氣下則火降,痰亦降矣。

按 前胡雖痰氣要藥,惟火因風動者宜之。不爾無功,亦戕衝和之氣。

旋覆花

《圖經》云:旋覆花生平澤川谷。

氣微溫,味咸、甘,冷利,有小毒。

《本草》云:主補中下氣,消堅軟痞,消胸中痰結,唾如膠漆,臍下膀胱留飲,利大腸,通血脉,發汗吐下後心下痞、噫氣不除者,宜此。

仲景治傷寒汗下後心下痞堅、噫氣不除,旋覆代赭湯。

胡洽治痰飲,兩脅脹滿,旋覆花丸用之尤佳。

一名金沸草也。《衍義》云:行痰水,去頭目風。亦走散之藥,病人涉虛者,不宜多服,利大腸。戒之!

《日華子》云:旋覆花明目去腎曀。

款冬花

《本草》云:款冬花,生上黨水傍。

氣溫,味甘、辛,純陽,無毒。

入肺經。

《珍》云:溫肺止嗽。

《本草》云:主咳逆上氣,善喘,喉痹,諸驚癇,寒熱邪氣,消渴,喘息呼吸。杏仁爲之使,得紫菀良,惡皂莢、硝石、玄參,畏貝母、辛夷、麻黃、黃耆、黃芩、黃連、青葙。

《藥性論》云:君。主療肺氣,心促急,熱之勞咳,連連不絕,涕唾稠黏,肺痿、肺癰吐膿。

《日華子》云:潤心肺,益五臟,除煩,補勞劣,消痰止嗽,肺痿吐血,心虛驚悸,消痰。

按　《款冬賦・序[1]》云：冰淩盈谷，積雪[2]披厓，顧見款冬煒然華艷。故好古以爲純陽，則其主用，皆辛溫開豁之力也。

東垣云：佛耳草，酸、熱。治寒嗽及痰涎，除肺中寒，大升肺氣，少用款冬花爲使，過食則損目。

紫菀

《本草》云：紫菀以款冬爲之使，惡天雄、瞿麥、雷丸、遠志，畏茵陳蒿。

味苦、辛，性平，無毒。

入肺經。去頭洗淨，蜜水焙。

《經》曰：咳逆上氣，安五臟。

隱居曰：咳吐膿血，止喘，補虛，小兒驚癇。甄權曰：屍疰虛勞，百邪鬼魅。大明曰：消痰止渴。好古曰：主息賁。

按　紫菀以牢山所出，根如北細辛者良。沂、兖以東皆有之。今多以車前、旋覆根，赤土染過僞之。不知紫菀爲肺家要藥，肺本自亡津液，僞者反走津液，爲害滋甚。謹之！

蜀漆

《本草》云：蜀漆生益州川谷。惡貫衆。

氣微溫，味辛，純陽。辛、平，有毒。

東垣云：蜀漆破腹中癥瘕，堅結痞氣，積聚邪氣。主瘴鬼久瘧不瘥。又云：蜀漆洗去腥，與苦酒同用以導膽。

海藏云：火邪錯逆，加蜀漆之辛以散之。

常山 蜀漆苗也

《本草》云：常山生益州川谷。忌葱、菘菜。

味苦、辛，氣寒。有毒。如雞骨者佳。醋煮用。

主吐瘧疾。凡瘧家多蓄痰涎黃水，或停潴心下，或結癖脅間，乃生寒熱。

1　序：原脫。據《本草綱目》卷十六"款冬花"條引《款冬賦・序》改。

2　積雪：原作"雪積"。據《本草綱目》卷十六"款冬花"條所引乙轉。

法當吐痰逐水。常山逐痰，無處不攻，故爲截瘧要藥。但須用於發散表邪及提出陽分之後，神妙立見。

丹溪云：常山屬金而有火與水。性暴悍，善驅逐，能傷真氣，功不掩過者也。病者稍近虛怯，勿用也。雷公有云：老人與久病人切忌之。

蕭炳云：常山，同甘草吐瘧。

草果

味辛，氣溫，無毒。皮黑皺者佳。去殼用。

主消宿食，除脹滿，去心腹冷痛，溫中截瘧，辟山嵐瘴氣，止霍亂惡心。

東垣云：草果仁，溫脾胃而止嘔吐，治寒濕寒痰之藥也。

山豆根

《本草》云：山豆根：生劍南山谷。無毒。治腹脹滿、喘悶。

味苦，氣寒。磨入藥內用。

主解諸毒，消瘡腫，治咽喉痛。

連翹

《圖經》云：連翹，今河中、嶽州有之。

氣平，味苦。苦、微寒，氣味俱薄，陰中陽也。無毒。

手足少陽經、陽明經藥。

《象》云：治寒熱瘰癧，諸惡瘡腫，除心中客熱，去胃中蟲。

《本草》云：主寒熱鼠瘻，瘰癧、癰腫、瘿瘤，結熱蠱毒。去小白蟲。

潔古云：連翹性涼，微苦，氣味俱薄，輕清而浮，升陽也。其用有三：瀉心經客熱，一也；去上焦諸熱，二也；瘡瘍須用，三也。

東垣云：連翹十二經瘡藥中不可無。乃結者散之之義。能散諸經血結氣聚，此瘡瘍之神藥也。又云：諸經客熱，非此不能除。

海藏云：入手足少陽經，治瘡瘍瘤氣，瘿起結核[1]有神。與柴胡同功，但分氣血之異爾。與鼠粘子同用，治瘡瘍別有神效。

1　瘤氣瘿起結核：《本草綱目》卷十一“連翹”條引“好古曰”時改爲“瘤瘿結核”。錄之備參。

連軺：苦、寒，除熱。《本經》不見所載，但仲景方内注云：連軺卽連翹根也。《方言》熬者，卽今炒也。

白頭翁

《衍義》云：白頭翁，生河南洛陽界。

氣寒，味辛、苦，無毒、有毒。

《本草》云：主溫瘧狂陽寒熱，癥瘕積聚癭氣，逐血止痛，療金瘡鼻衄。

東垣云：白頭翁味苦、性寒。主下焦腎虛，純苦以堅之。

海藏云：仲景治熱利下重者，白頭翁湯主之。《内經》云：腎欲堅，急食苦以堅之。利則下焦虛，是以純苦之劑堅之。

《藥性論》云：白頭翁治齒痛，百骨節痛。

地榆

陶隱居云：地榆，今近道處處有。惡麥門冬。

氣微寒，味甘、酸。苦而酸，氣味俱厚，陰也。

《本草》云：主婦人乳産七傷，帶下，月水不止，血崩之疾。除惡血，止疼痛，腸風泄血。

《象》云：治小兒疳痢。性沉寒，入下焦，治熱血痢。去蘆。

《心》云：去下焦之血，腸風下血，及瀉痢下血，須用之。

《珍》云：陽中微陰。治下部血。

紫草

陶隱居云：紫草生礐山，今出襄陽。治嬰兒痘瘡，服之頂發。

氣寒，味苦，無毒。

《本草》云：主心腹邪氣，五疸，補中益氣，利九竅，通水道，治腹腫脹滿。去土用茸。

馬鞭草

《日華子》云：馬鞭草，今江淮州郡皆有。味辛、涼，無毒。通經候，逐水腫。

丹溪云：馬鞭草治金瘡，行血活血。

射干　射音液　又名烏扇

荀子云：西方之草，名曰射干。治肺氣喉結爲佳。

氣平，味苦，微溫，有毒。

《本草》云：主咳逆上氣，喉閉咽痛，不得消息，散結氣，腹中邪逆，食飲大熱，療老血在心脾間，咳唾、言語氣臭，散胸中熱氣。

潔古云：射干苦，陽中陰也。去胃中癰瘡。

東垣云：射干味苦、平，陽中之陰。主咳逆上氣，喉痹咽痛，消腫毒，通女人月經，消瘀血。

海藏云：仲景治咽中動[1]氣或閉塞，烏扇湯中用之。《時習》云：仲景射干湯用之。烏扇是射干苗也。

丹溪云：射干屬金而有木與火。大行厥陰、太陰之積痰，使結核自消，甚捷。又曰：治便毒。此乃足厥陰濕氣，因疲勞而發。取射干三寸，與生薑同煎，食前服，利三兩行，效。又治喉痛，切一片嚼之，效。紫花者是，紅花者非。

蒲黃

《經》云：蒲黃，處處有，卽蒲捶中黃也。泰州者良。

氣平，味甘，無毒。

《本草》云：主心腹膀胱寒熱，利小便，止血，消瘀血。又云：治一切吐、衄、唾、溺、崩、瀉、撲、癥、帶下等血，并皆治之。并瘕癖，通月候，墮胎，兒枕急痛，風腫鼻洪，下乳，止泄精血痢。如破血消腫則生用，補血止血則炒用。

薑黃

東垣云：味辛，大寒，無毒。治癥瘕血塊癰腫，通月經，消腫毒。

陳藏器云：薑黃功力烈于鬱金，治心痛、下氣爲最。

白附子

禹錫云：白附子，味甘、辛，溫，無毒。主中風失音。

1　動：原誤作"痛"。據《湯液本草》卷四"射干"條引作"仲景治咽中動氣"改。

陽，微溫。

《本草》云：主心痛血痹，面上百病。行藥勢。

胡蘆巴

《本草》云：胡蘆巴，出廣州。番蘿蔔子也。

東垣云：味苦，純陽。治元臟虛寒，腎經虛冷，膀胱疝。

《本草》云：得茴香子、桃仁，治膀胱甚效。腹脅脹滿，面色青黑，此腎虛證也。

白斂

東垣云：味苦、甘。主癰腫瘡疽，塗一切腫毒，傅丁瘡、火灼瘡。治發背。

《日華子》云：白斂，止驚邪，治熱瘧。退赤眼，除熱。

白及

《本草》云：白及，紫石英爲之使，惡理石，畏李核、杏仁，反烏頭。

苦、甘。陽中之陰。味辛、苦，平，微寒。無毒。

《珍》云：止肺澀。白斂治證同。

《本草》云：主癰腫惡瘡，敗疽[1]，傷陰死肌，胃中邪氣，賊風鬼擊，痱[2] 緩不收，白癬疥蟲。

《藥性論》云：使。治熱結不消，主陰下痿，治面上皯皰。

青黛

《本草》云：青黛味鹹，氣寒，無毒。主解諸毒藥。

丹溪云：青黛能收五臟之鬱火，解熱毒，瀉肝，消食積。

禹錫云：治小兒疳熱[3] 消瘦，殺蟲。歌曰：孩兒雜病變成疳，不問强羸女與男。須用青黛散一服，諸般危症即時安。

1　疽：原脫。據《證類本草》卷十"白及"條引《本經》補。
2　痱：原誤作"非"。據《證類本草》卷十"白及"條引《本經》改。
3　熱：原誤作"殺"。據《證類本草》卷十"青黛"條引"禹錫等謹按"改。

蒲公英

丹溪云：蒲公英屬土，開黃花，似菊花而小。折斷有白汁，莖中空虛。化熱毒，消惡腫結核有奇功。在處田間路側有之。三月開黃花。味甘。解食毒，散滯氣，可入陽明、太陰經。洗淨細剉，同忍冬藤煎濃湯，入少酒佐之，以治乳癰。服罷隨手欲睡，是其功也。睡覺，病已安矣。

東垣云：微苦，寒。足少陰腎經君藥，治本經須用。

《衍義》云：蒲公英，治婦人乳岩聖藥。

鬱金

《本草》云：鬱金，西戎及蜀中者佳。鬱，芳草也。可作釀。《周禮》云：凡祭祀之祼，用鬱鬯。

味辛、苦，純陰。

《珍》云：涼心。

《局方本草》：鬱金味辛、苦，寒，無毒。主血損下氣，生肌止血，破惡血，血淋，尿血，金瘡。

《藥性論》云：單用亦可治婦人宿血結聚，溫醋磨服。

《經驗方》云：尿血不定，葱白相和煎服，效。

《本草》云：生蜀者佳。胡人謂之馬蒁，亦唅馬藥。用治脹痛，破血而補。

續斷

《日華子》云：續斷，生常山。今川中者爲勝。通宣經脉，助氣調血，補五勞七傷。

味苦、辛，性溫，無毒。止腰痛安胎。

入肝、腎二經。

地黃爲使。惡雷丸。川中色赤而瘦，折之有烟塵者良。酒浸，焙。

《經》曰：補不足，金瘡癰瘍，折跌，續筋骨，乳難。隱居曰：崩中漏血，止痛生肌。甄權曰：通血脉。大明曰：破癥瘀，消腫毒，腸風痔瘻，乳癰瘰癧，一切胎產病，子宮冷，面黃虛腫，縮小便，止泄精尿血。

按　續斷補而不滯，行而不泄，爲女科要藥。但亂真者多，不可不辨。

石斛

隱居云：石斛生六安山，屬廬江。細實，色深黃，光澤，又謂金釵石斛。近始安櫟樹上亦生，名木斛，虛長，不堪入藥。

味甘，性平，無毒。

入脾、肺二經。

陸英爲使，惡巴豆、寒水石，畏雷丸、僵蠶。短而實，色如金者良。

《經》曰：除痹下氣，補虛強陰，益精。久服厚腸胃。隱居曰：平胃、長肌，逐皮膚邪熱痱氣，腳膝冷痛，定志除驚。大明曰：壯筋骨，暖水臟，益志清氣。雷公曰：酒浸酥蒸，服滿一鎰，永不骨痛。宗奭曰：治胃中虛熱有功。

按　石斛雖能補益，性極寬緩，非久服多服，不取效也。

紫參

《本草》云：紫參，出河西、滁州。淡紫色。畏辛夷。

氣微寒，味苦、辛，無毒。

《本草》云：主心腹積聚，寒熱邪氣，通九竅，利大小便。療腸胃大熱，唾血衄血，腸中聚血，癰腫諸瘡，止渴，益精。

仲景治痢，紫參湯主之。紫參半斤，甘草二兩，水五升，煎紫參取二升[1]，卻內甘草，煎取半升，分溫三服。

苦參

陶隱居云：苦參，生汝南山谷。今近道有之。

氣寒，味苦，氣沉，純陰。

《心》云：除濕。

《本草》云：主心腹結氣，癥瘕積聚，黃疸，溺有餘瀝，逐水，除癰腫。補中，明目止淚，養肝膽氣，安五臟，定志益精，利九竅，除伏熱腸澼，止渴醒酒，小便黃赤，療惡瘡，下部䘌，平胃氣，令人嗜食，輕身。

《衍義》云：有人病遍身風熱，細疹瘙痛不可忍，連胸、頸[2]、臍、腹、近陰處皆然。涎痰亦多，夜不得睡。以苦參末一兩，皂角二兩，水一升，揉濾取汁，

1　升：原誤作"斤"。據《證類本草》卷八"紫參"條引《圖經》改。

2　頸：原誤作"脛"。據《本草衍義》卷九"苦參"條改。

銀石器熬成膏，和苦參末爲丸，如梧桐子大。食後温水下二十丸至三十丸，次日便愈。

丹溪云：苦參屬木[1]而有火，能峻補陰氣。或得之而腰重者，以其氣降而不升也，非傷腎之謂。治大風有功，況風熱細疹乎？

《本草》云：苦參，玄參爲之使，惡貝母、漏蘆、菟絲，反藜蘆。

《日華子》云：苦參，殺疳蟲，治癩疾。

海藻

《圖經》云：海藻，出登、萊海中。無毒。治五膈痰壅，瘰癧，奔豚。解溪水毒，反甘草。

成聊攝云：鹹味涌泄，海藻鹹以泄水氣。

潔古云：海藻苦、鹹，寒，陰也。治瘿瘤馬刀，諸瘡堅而不潰。《内經》云：鹹能軟堅。營氣不從，外爲浮腫，隨各引經之藥治之，無腫不消。亦泄水氣。

陸機云：藻，水草。《周南詩》云“于以採藻，于沼于沚”是也。

百部

禹錫云：百部，今處處有之。治肺家熱。

味甘、苦，氣溫，微寒。酒浸，焙用。

主潤肺，止咳嗽上氣，及傳屍骨蒸勞熱，疳蛔。

青蒿 卽苦草

陶隱居云：青蒿，今處處有之。古人用深青者爲勝。不然，諸蒿何嘗不青？

味苦，氣寒，無毒。根、莖、子、葉，四者并皆入藥。不可同用。

主骨蒸勞熱，除心痛、熱黃，及疥瘙痂癢，惡瘡。

《詩•小雅》云：食野之蒿。陸機曰：卽青蒿也。

丹參

味苦，氣微寒，無毒。根皮丹而肉紫者佳。酒洗用。

1　木：原誤作“水”。據《本草衍義補遺》“苦參”條改。

主益氣養血，涼心血，破宿血，生新血，安生胎、落死胎，止血崩帶下，經水不調。又治風軟脚，可逐奔馬。又名奔馬草。

陶隱居云：丹參多服令人眼赤，其性熱矣。今云微寒，恐爲謬耳。

《日華子》云：養神定志，通利關脉。

高良薑

陶隱居云：高良薑，出高良郡，嶺南者形大虛軟，江左者細緊。

潔古云：氣熱，味辛，純陽。健脾胃。

東垣云：良薑味辛，大溫，純陽。主胃中冷逆，霍亂腹痛，健脾胃。

禹錫云：良薑治冷氣衝心。

威靈仙

《經》云：威靈仙出商州、華山。

氣溫，味苦、甘，純陽。

入十二經。忌，茗、麪。

《開寶》曰：主諸風，宣通五臟，冷滯、痰水，積塊，膀胱宿膿惡水，腰膝冷疼，折傷。東垣曰：推新舊積滯，散皮膚、大腸風邪。宗奭曰：其性快，多服疏真氣。丹溪曰：屬木。痛風之要藥也。在上下者皆宜服之。其性好走，亦可橫行。故崔元亮言其去眾風，通十二經脉，朝服暮效。凡採，得聞流水聲者，知其好走也。須不聞水聲者佳。

按　威者，喻其性猛；靈仙者，喻其效速。其味辛、鹹。辛洩氣，鹹泄水，故主風濕痰病。氣壯者服之神效，虛弱人不宜服也。

王不留行

《本草》云：王不留行，生浙江。止心煩，婦人難產。

味苦。陽中之陰，甘、平，無毒。

《珍》云：下乳，引導用之。

《藥性論》云：治風毒，通血脉。

《日華子》云：治遊風風疹，婦人月經不匀。

商陸根

《藥性論》云：商陸，生咸陽川谷。忌食犬肉。

氣平，味辛、酸，有毒。

《本草》云：主水脹滿，痕痹，熨除癰腫，殺鬼精物，治胸中邪氣，水腫，痿痹，腹滿，疏五臟，散水氣。如人形者有神。

瞿麥

《本草》云：瞿麥，生太山川谷。牡丹皮爲之使，惡螵蛸。

氣寒，味苦、辛，陽中微陰也。

《象》云：主關格諸癃結，小便不通。治癰腫，排膿，明目去臀，破胎，下閉血，逐膀胱邪熱。用穗。

《珍》云：利小便，爲君主之用。

《本草》云：出刺，決癰腫，明目去臀，破胎墮子，下閉血，養腎氣，逐膀胱邪逆。止霍亂，長毛髮。

牽牛

隱居云：牽牛子，今處處有之。黑者勝。

《本草》云：主下氣，療脚滿水腫，除風毒，利小便。

東垣云：牽牛子非神農之藥也。本草名醫續注[1]云：味苦、寒，能除熱，利小水，治下注脚氣。據所說，氣味、主治俱誤矣！何以明之？凡藥中用牽牛者，少則動大便，多則下水，此乃洩氣之藥。試取嘗之，卽得辛辣之味。久而嚼之，猛烈雄壯，漸漸不絕，非辛如何？續注家乃謂“味苦、寒”，其苦、寒果安在哉？若以爲瀉濕之藥，猶不知其的也。何則？此物但能瀉氣中之濕熱，不能瀉血中之濕熱。下焦主血，血中之濕，宜用苦寒之味。今反以辛藥瀉之，其傷人必矣！夫濕者，水之別稱，有形者也。若肺先受濕，則宜用之。今用藥者，不問有濕無濕，但傷食，或欲動大便，或服克化之藥，俱用牽牛，豈不誤哉？殊不知牽牛辛烈，瀉人元氣，比之諸辛藥，瀉氣尤甚。以其辛之雄烈故

1　本草名醫續注：此下引文實見《本草綱目》卷十一“牽牛子”條所引“杲曰”：“《名醫續注》云：味苦寒，能除濕氣，利小便，治下注脚氣。”其內容卽取自《名醫別錄》而略有改動。實際上，據《證類本草》卷十一“牽牛子”條引《別錄》性味確爲“味苦寒”。

也。《經》云：辛瀉氣，辛走氣，辛瀉肺，氣病者無多食辛。此一味瀉人元氣，至甚神速。況飲食失節，勞役所傷，是胃氣不行，心火乘之。腸胃受火邪，名曰熱中。《脉經》云：脾胃主血，所生病當血中瀉火，潤燥補血，破惡血，瀉胃之濕熱，及胸中熱，是肺受火邪，當以黃芩之苦寒瀉火，以當歸之辛溫和血，以生地黃之苦寒涼血補血，少加紅花之辛溫以瀉血絡，以桃仁之辛甘油膩之藥，以破惡血，兼除燥、潤大便。然猶不可專用，須于[1]正藥補中益氣湯，黃芪、人參、甘草，諸甘溫、甘寒，補元氣、瀉陰火之藥內，兼而用之。何則？上焦元氣已自虛弱，若用牽牛大辛辣、氣味俱陽之藥以瀉水、瀉元氣，可乎？津液已不足，口燥舌乾，而重瀉其津液，利其小便，重瀉已虛之元氣，復竭其津液，致陰火愈甚，可乎？故重則必死，輕則夭人壽，誠可憫也！今重爲備言之。牽牛感南方熱火之化所生也。血熱而瀉氣，差誤甚矣！若病濕勝，濕氣不得施化，致大小便不通，則宜用之耳。濕去則氣得周流，所謂五藏有邪，更相平也。《經》云：一臟不平，以所勝平之。火能平金，而瀉肺氣者，即此也。近世錢氏瀉黃散中獨用防風，比之餘藥過於兩倍者，以防風辛溫，令於土中以瀉金來助濕者也。《經》云：從前來者爲實邪。謂子能令母實，實則瀉其子，此之謂以所勝平之者也。古人有云：牽牛不可蚘嗜，蚘嗜則脫人元氣。《經》云：秋不食薑，令人瀉氣。故夏月食薑不禁，爲熱氣正旺之時，夏宜以汗散火，令其汗出，以越其熱。故秋月則禁之。朱晦庵《語錄》有戒：秋食薑則夭人天年。《經》止言辛瀉氣，而晦庵戒之深者也。薑尚如此，況牽牛乎？今所以言此者，明味辛之物，皆有宜禁之時，亦猶牽牛不可一概用之也。張仲景治七種濕證，小便不利，無一藥中有犯牽牛者。仲景豈不知牽牛能泄濕利小便也？爲濕病之根在下焦，是血分中氣病，不可用辛辣氣藥，瀉上焦太陰之氣故也。仲景尚不敢輕用牽牛，如此世醫乃一概用之，何也？

　　又云：白牽牛，瀉氣分濕熱，上攻喘滿。

　　海藏云：以氣藥引之則入氣，以大黃引之則入血。

　　張文懿公云：不可蚘嗜，脫人元氣。吾初亦疑之，藥有何蚘嗜？後每見因人酒食病痞者，多服食藥，以導其氣，及用神芎[2]，犯牽牛等丸。初服則快，藥

1　于：原誤作“更”。據《本草綱目》卷十一“牽牛子”條引“杲曰”改。

2　神芎：《湯液本草》原文作“及服藏用神芎丸”。此簡略太過，以致義晦。

過，其痞依然。依前再服，隨藥而效，藥過復病。由是愈信其久服脫人元氣而猶不知悔悟也。治法惟當益脾健胃，使人元氣生而自然腐熟水穀。此法無以加矣。

丹溪云：牽牛屬火，性善走。有黑白兩種，黑者屬水，白者屬金。若非病形與脉證俱實者，勿用也。不脹滿，不大小便俱秘者，勿用也。如稍涉疑似，誤用其驅逐以致虛，先哲之所甚戒也。

《日華子》云：牽牛子瀉蠱毒，痰氣壅滯。

白前

陶隱居云：白前出近道，蜀中、淮、浙皆有之。

氣微溫，味甘。微寒，無毒。

《本草》云：主胸脅逆氣，咳嗽上氣。狀似白薇、牛膝輩。

《衍義》云：白前保定肺氣，治嗽多用。白而長於細辛，但粗而脆，不似細辛之柔耶。

《日華子》云：白前治奔豚。禁食羊肉。

白薇

《經》云：白薇生平原、川谷。今陝西、遼州有之。

氣大寒，味苦、鹹，平。無毒。

《本草》云：主暴中風，身熱肢滿，忽忽不知人，狂惑邪氣，寒熱酸疼，溫瘧洗洗，發作有時。療傷中淋露，下水氣，利陰氣，益精。近道處處有之，狀似牛膝、白前而短小。療驚邪、風狂、痓病。

《液》云：《局方》中多用之治婦人，以《本經》"療傷中、下淋露"故也。

《本草》云：惡黃芪、大黃、大戟、乾薑、乾漆、山茱萸、大棗。

木賊

《本草》云：木賊味甘，氣寒，無毒。生秦、隴、同、華間。寸寸有節，色青，冬不凋。

丹溪云：用木賊發汗至易，須去節剉，以水潤濕，布火烘用。

《圖經》云：木賊治目疾，治翳膜。

夏枯草

《經》云：夏枯草生蜀中川谷。四月採。

丹溪云：夏枯草無臭味，治瘰癧。鬱臭草有臭味，方作潔[1]面藥。卽茺蔚是也。明是兩物，俱生於春，但夏枯草先枯而無子，鬱臭草後枯而結黑子。又云：有補養厥陰血脉之功。三月、四月開花，五月夏至時候便枯。蓋稟純陽之氣，得陰氣則枯也。

《簡要方》云：夏枯治肝虛目睛疼，冷淚不止，羞明怕日。

蛇床

《本草》云：蛇床子生襄州者良。

味苦、辛，甘，平，無毒。

《本草》云：主婦人陰中腫痛，男子陰痿濕癢，除痹氣，利關節，癲癇惡瘡，溫中下氣，令婦人子臟熱，男子陰強。久服輕身，好顏色，令人有子。一名蛇粟、蛇米。五月採，陰乾。惡牡丹皮、巴豆、貝母。

《藥性論》云：蛇床治小兒驚癇，大風身癢，煎湯浴之。

御米殼　卽罌[2]粟殼

《本草》云：罌[3]粟殼，其房如罌，其子如粟，無毒。散胸中寒氣，止胃中翻嘔，過食則動膀胱氣耳。

潔古云：味酸、澀，主收固氣。

昆布

《本草》云：昆布生東海。氣寒，無毒。治諸水腫，瘿瘤結氣，瘰癧。

東垣云：味大鹹，治瘡之堅硬者，鹹能軟堅也。

1　潔：原誤作"緊"。據《本草衍義補遺》"茺蔚子"條改。
2　罌：原誤作"鶯"。據以下內文作"罌"，則此"鶯"當爲音誤，因改。
3　罌：原作"甖"。同"罌"，據《證類本草》卷二十六"罌子粟"改，與下文"其房如罌"合。

校後記

　　明·鄭二陽《仁壽堂藥鏡》（以下簡稱《藥鏡》）是一部在中國失傳已久的古本草。該書既不見於明清書志著錄，也不見於後世醫書轉載。今從日本國立公文書館內閣文庫複製回歸其所藏明刊仁壽堂本（書號子45-1）予以點校。

一、作者與內容特點

（一）關於作者鄭二陽

　　據該書序後署名“中州潛庵居士鄭二陽”，及各卷首署爲“潛庵居士輯”，可知作者乃鄭二陽，號潛庵居士，中州人。中州乃古豫州，屬今河南省一帶。據1936年《鄢陵縣誌》卷十五“經籍志”記載，有明代醫家鄭二陽，著《傷寒方注方藥》《生生集》[1]。鄢陵正是古中州之地，因此，此鄭二陽有可能就是本書的作者。

　　考鄢陵鄭二陽，乃是一位明代的大臣。萬曆四十七年（1619）中進士，爲三甲183名[2]，曾官至大中丞。古代儒、醫兼通者不乏其人，鄭氏乃其中之一。鄭二陽的詳細政績，由於與醫藥無關，故點校者不予深考。據道光十三年《鄢陵縣誌·人物·文苑》鄭蕃條中附載，“中丞惠及閭里，鄉人建報德祠”[3]。其亡故大約在“戊寅兵荒”之後，戊寅卽1638年。也就是説鄭二陽主要生活在明萬曆年間至明末，這與《藥鏡》撰成的年代是一致的。

　　另一個可以證明鄢陵鄭二陽卽本書作者的證據是，其長子鄭蕃，也繼承了愛好醫藥的家風，著有《仁壽堂醫方評注》。“仁壽堂”乃鄭氏的堂號，子孫亦可襲用。而本書正是以《仁壽堂藥鏡》爲名。因此，從籍貫、生活時代、“仁壽堂”的堂號，都可以證明鄢陵鄭二陽，卽《藥鏡》作者。

　　在編寫醫藥書方面，鄭二陽頗爲勤勉。在其《藥鏡》自序中，就已經提到“其《十四經發揮》《人鏡經》諸書，續有別纂”。不過這些別纂之書，尚未見著錄。

　　關於鄭二陽編寫《藥鏡》的時間，他自己説得很隱晦：“年來避喧於密園之不可及處，因取諸名家本草精義，手匯成帙，合之計得三百一十八味，概皆上手必用之品，題曰《藥鏡》。”既稱“避喧”（或已退隱）時所撰，這可能是他已退出政壇，隱居在家時所撰，其成書當在明末。他之所以撰寫本草書，據稱是因

1　見郭藹春所著《中國分省醫籍考》（天津科學技術出版社1984年出版）。

2　見朱保炯、謝沛霖所著《明清進士題名碑錄索引》（上海古籍出版社1980年出版）。

3　轉引自郭藹春所著《中國分省醫籍考》（天津科學技術出版社1984年出版）。

見當時的醫生不明白諸多藥物各自的偏性特長，深爲之憂慮。他認爲“醫家之有本草，猶兵家之武藝花名册也”。而人身的“十四經絡圖，則地理志也”。經絡是相通的，但經絡所屬區域又是不能互相代替的。醫生用藥治療疾病，就好像派兵到某地公幹，只有熟悉該地，又具有辦某事能力的兵丁才能勝任。假如不明藥之所長、病之所在，則藥、病“杳不相應”。正是從這一點考慮，鄭氏撰寫了《藥鏡》。

（二）《仁壽堂藥鏡》內容與特色

該書十卷，分爲金石、木、穀、菜、果、禽、獸、蟲、人、草十部，載藥318種。從藥品的選錄來看，確如其所説，“概皆上手必用之品”，也就是常用的藥物。該書無總論，每一藥物，一般是先出產地，或載佳品的特徵；次羅列諸家所載的性味、歸經；主體內容是精選前人藥論，突出其臨床用藥的特點，或附加炮製法；若干藥物之後，又加按語，闡發作者的一家之見。所以，從該書的內容來看，確是一部比較實用的臨床藥物著作。

然而毋庸諱言的是，作爲一部著作，《藥鏡》能體現出的新意并不是很多。該書的主體資料，可以考知，主要來源於《證類本草》《湯液本草》《醫學啓源》《本草衍義補遺》，以及《本草綱目》，其中抄摘元·王好古《湯液本草》的內容尤多，此外《本草衍義補遺》的資料亦復不少。也許作者所見《本草衍義補遺》的版本與今通行的某些版本不同，故引文常有差互。本次點校時，筆者擇善而從，無法據原書一一復原。

作者自詡“取諸名家本草精義，手匯成帙”，然在彙集資料的過程中，有時卻缺乏必要的甄別取捨。若干藥物之下，經常出現矛盾的藥性記載，如青皮，既云“氣溫”，又曰“性寒”。這在《證類本草》《本草綱目》等以彙集資料（注明出處）爲主旨的大型本草書來説，并無不可。但像《藥鏡》這樣旨在臨床實用的書籍來説，則未免顯得蕪雜。

明人好删前人書。在明代的本草中，很少有引用前人文獻時能循規蹈矩、忠實原文者。鄭氏此書，自然也帶有其時代的特點。在引用前人書時，鄭氏往往以己之意，加以删削。例如藥物的產地很多，《藥鏡》往往只提一二處，讀者切不可以爲僅此數處產此藥。在書籍的分類、分卷編排方面，鄭氏的做法頗爲令人費解。《本草綱目》已有明晰的綱、目分類體系，作者視若無睹，師心自用，將木、穀等部放在前，禽獸蟲人等部居中，而將藥物最多的草部置於全書最後一卷。草部藥的衆多迫使作者將第十卷又分上、下。像這樣尾大不掉的分類、分卷法，恐怕歷來僅此一家。

　　或問該書既有這些不足，爲什麼要將其點校出版？這必須考慮古代中國醫藥書的編纂特點。尤其是在中國古代的本草書中，後一書包裹前一書的現象比比皆是。尤其是明代的某些本草，經常是大量摘錄前人本草內容，再加上若干自家見解（甚至無自家見解），湊成一書。諸如現代已經印行的明‧滕弘《神農本経會通》十卷等書，其内容更加駁雜而無新意。而衆多的以《食物本草》爲名的本草書，其實内容基本一樣。相比之下，鄭二陽的《藥鏡》所能體現的個人見解還是比較多的。

　　該書中鄭二陽個人所加按語有 99 條，差不多爲三分之一藥物都加了按語，這一數量與同類本草相比已經不少了。在這些按語中，最多見的是鄭氏對某藥物的藥性和使用禁忌的評述，對藥效的理論闡釋，其次是補充其他書籍的有關材料，以及介紹當時該藥使用或作僞的情況。

　　例如關於"桂"，鄭氏認爲："桂之説，紛紛不齊。愚細考研訪，種類原有四樣，惟以辛香者爲勝。至於肉桂、桂心、桂枝，此非異種，乃一種而非三用也。"他把"桂心"解釋爲桂樹中間的樹皮，且認爲："桂心之説，從來未明，皆以去皮者爲是。不知凡用桂，必去皮，豈皆名桂心耶？故特表明之。"此説未必正確，但卻是一家之見。他還指出："今人又誤以薄者名官桂。不知官桂者，桂之總名。李蘄州所謂上等供官之桂也。"

　　在藥物使用方面的評述是鄭氏按語最多的内容。例如："青皮猛鋭，不宜多用久用。最能發汗，人罕知之。橘皮采時色已紅熟，如人至老成，則烈性漸減。收藏又復陳久，則多歷梅夏，而燥氣全消。溫中而不燥，行氣而不峻，中州勝劑也。"又如："山查，酸勝腐，故專消油膩腥羶，與穀食不相干也。脾虛者服之，反伐生發之氣。小兒乳滯不化，尤爲要藥，然不可過與。"

　　在藥物真僞方面，鄭氏也間或能介紹當時的某些情況，例如："人參補陽而生陰，沙參補陰而制陽。氣力甚薄，非多用不效。南方肆中，殊少真者。多選大桔梗亂之，又安望其功耶？"又如："紫菀以牢山所出，根如北細辛者良。沂、兗以東皆有之。今多以車前、旋覆根，赤土染過僞之。不知紫菀爲肺家要藥，肺本自亡津液，僞者反走津液，爲害滋甚。謹之！"像這樣的藥物作僞情況，其他本草書中，很少見到。

二、底本流傳及選定

該書不見於明清書志著錄，亦未見於後世醫書轉載。日本文獻學者丹波元胤撰于 1819 年的《中國醫籍考》中亦未載此書。此書經數百年沉寂，惟日本存此孤本，卽明代鄭二陽輯，明·仁壽堂刊本。原館藏著錄爲楓山文庫（卽紅葉山文庫）舊藏[1]。該文庫由德川幕府始建於慶長七年（1602）。明治十七年（1884）歸入太政官文庫（卽後之内閣文庫）。

本次校點，卽採用此本的複製本爲底本。原書現藏日本國立公文書館内閣文庫。二册。書號：子 45-1。原書膠片無標尺，版框尺寸不明。每半葉九行，行二十字。白口，上書口題"藥鏡"。上白魚尾。下書口刻"仁壽堂"三字。四周單邊。首爲鄭二陽"仁壽堂藥鏡引"，次爲目錄、正文。卷首題署爲"仁壽堂藥鏡卷之一/潛庵居士輯"。

三、校點中所遇問題與處理法

正是由於該書旣引錄了前人本草中許多精要之論，又能闡發自己的某些見解，故本次將其點校出版。該書雖有某些不足，但多屬于時代局限所致，難以苛求古人。加之該書未被古今書目著錄，而存世甚少，近 400 年不爲醫藥人士所知。今從日本發現其孤本，若仍讓其沉睡於高閣，何時才能令世人得見其真面目？故本從書再次將之整理出版。

該書爲"仁壽堂"刊，此乃其家之堂號。其版刻字畫雖比較雋秀清晰，然因形、因聲相近而造成的誤字仍不少。由於該書無他本可資對校，因此只能采用以下校勘方法。

1. 凡書中所引其前代醫藥學著作：主要依靠追溯其所引用的原書進行校勘，以改正其誤引、刪節過度導致原義隱晦甚至錯誤之處。其中，本草書如宋代唐慎微《證類本草》、金代張元素《醫學啓源》（任應秋輯佚本，或利用《本草發揮》等後世引用者）、元代王好古《湯液本草》、朱震亨《本草衍義補遺》，以及明代李時珍《本草綱目》等；醫學古籍，如《黃帝内经素问》《灵樞》等。讀者若欲轉引《藥鏡》所引的内容，自當追溯原書。

2. 凡鄭二陽之按語部分：只能使用理校的方法來解決。如通过内文對校

1 見於日本國立公文書館内閣文庫 1956 年出版的《（改訂）内閣文庫漢籍分類目錄》。

或上下文義來糾正訛誤。如卷十下之"御米殼"條別名原作"卽鶯粟殼"，而此下內文則曰："《本草》云：罌粟殼，其房如罌，其子如粟，無毒。"據此，可以判定此"鶯"當爲"罌"音誤。

3. 對明顯的筆誤、異體字、通假字等，則按本套叢書凡例規定處理。

4. 其意義能通、又不盡符合原文之處，一般不改。

5. 凡無法確定之處，則本着知之爲知之，不知爲不知的原則，加注存疑。

藥名拼音索引